授業・実習・国試に役立つ

言語聴覚士ドリルプラス

高次脳機能障害

編集 大塚裕一
熊本保健科学大学保健科学部リハビリテーション学科言語聴覚学専攻教授

著 金井孝典
小倉リハビリテーション病院臨床サービス部言語聴覚療法課長代理

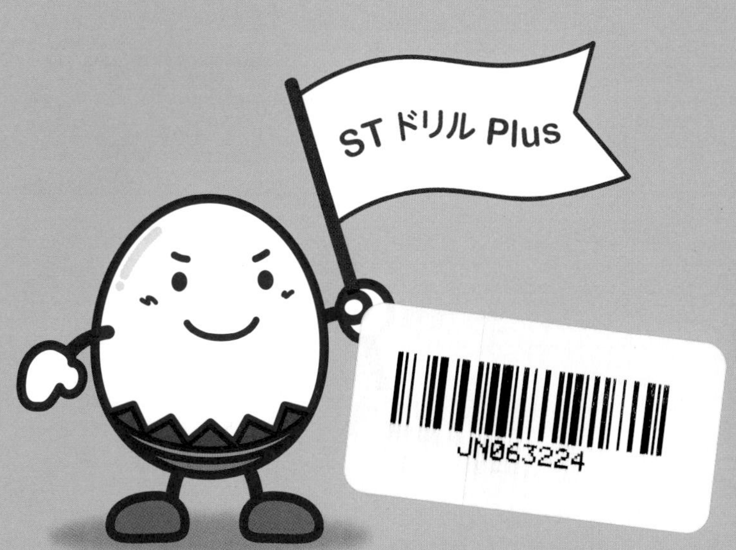

診断と治療社

刊行にあたって

現在わが国には，およそ70校の言語聴覚士の養成校が存在します。言語聴覚士法（1997年）の成立時にはその数は数校程度だったのですが，20年あまりで増加し，県によっては複数校存在しているという状況になっています。言語聴覚士の養成は，さかのぼれば1971年，日本初の言語聴覚士養成校である国立聴力言語障害センター附属聴能言語専門職員養成所での大卒1年課程の開設が記念すべきスタートになるかと思います。その後，開設された養成校の養成課程は，高卒3年課程や高卒4年課程の専門学校，大学での4年課程，大卒を対象とした2年課程などさまざまで，今後これらの課程に加え専門職大学での養成課程が加わろうとしています。

言語聴覚士法が制定されてから，この約20年間での言語聴覚士にかかわる学問の進歩は著しく，教育現場で修得させなければならない知識・技術は増大する一方です。しかしながら入学してくる学生は，千差万別で従来の教育方法では十分な学習が困難となってきている状況もあります。

今回，このような状況を改善する方策の1つとして，修得すべき基本知識を体系的に示したドリルを作成してみました。内容は，言語聴覚士の養成校で学ぶべき言語聴覚障害を専門領域ごとにまとめてシリーズ化し，領域ごとのドリルの目次は統一したものとし，目次を統一したことで領域ごとの横のつながりも意識しやすくなるようにしました。

特徴としては

①すべての養成課程の学生を対象にしたドリルであること

②日々の専門領域講義の復習のみならず，実習，国家試験にも対応できる基本的な内容を網羅していること

③専門領域ごとにまとめたドリルであるが目次が統一されており，領域ごとの横のつながりが意識しやすいこと

などがあげられます。

対象は学生ということを念頭においてシリーズ化したのですが，臨床現場で活躍されている言語聴覚士にも，基本的な知識の整理という意味で使用していただくことも可能かと考えています。

最後に，この『ドリルプラス』シリーズが有効活用され言語聴覚士養成校の学生の学びの一助となることを期待します。

令和2年11月

大塚裕一

高次脳機能障害について臨床に出て思うこと

朝起きて，顔を洗って歯を磨く。家族に「おはよう」と挨拶をする。友だちとの予定を思い出し，間に合うように家を出て，迷うことなく駅へ行く。このように日々の生活で何気なく行っている私たちの行動を支えているのが高次脳機能と呼ばれる脳の働きです。この働きは，病気や事故により，ある日突然失われてしまうことがあり，そのような方々にリハビリテーションを提供する職種がある，私が，そのことを知ったのは大学で認知心理学を学ぶようになってからでした。大学卒業後，2 年間の養成課程を経て，言語聴覚士として臨床に携わり 15 年以上が経過しました。今回，恩師の一人である大塚裕一先生に本書の執筆という機会をいただき，あらためて高次脳機能障害について整理することができました。この作業を通じて感じたことは，学生時代に学んだことは，臨床に出てから本物の知識になっていくものであるということです。

本文では，十分に触れることができなかった，高次脳機能障害について臨床に出て思うことを，この場をお借りしてお伝えしたいと思います。日々出会う患者さんの多くは，自身の突然の変化，それまで当たり前にできていたことがそうでなくなってしまったことに戸惑っています。そのような患者さんは，自分の中で何が起きているのか，なぜ起きているのか，どうすればよいのか，どうなっていくのかなどの不安を抱えています。言語聴覚士として，正しい知識を持って，混乱や不安が軽減できるように支援しなければなりません。また，障害の本質についても考えなければなりません。記憶障害を例にあげると，記憶が障害されていることだけが問題なのではなく，そのことにより，その人の生活や人生が脅かされていることに障害の本質があります。そのため，その人の生活や人生に向き合うことが必要とされます。そこでは，知識や技術はもちろんですが，人間力が求められると感じています。

さて，臨床実習では高次脳機能障害が得意な学生よりも，どちらかというと苦手な学生に会うことが多い印象があります。その理由は，対象の幅広さ，症状や病巣など覚えることの多さ，病態の想像しにくさや理解しにくさなどのようです。本書は，高次脳機能障害を勉強する学生が，授業で学んだ内容を整理したり，確認したりするために活用することを念頭におき作成しています。この本を手に取った一人でも多くの方が，高次脳機能障害に対する知識を蓄え，興味や関心を高め，将来，臨床に携わっていただければと思います。そして，いつの日か，ともに言語聴覚士として高次脳機能障害について語り合えれば幸いです。

令和 2 年 11 月

金井孝典

編集者・著者紹介

編集者

大塚裕一　（おおつか　ゆういち）

熊本保健科学大学保健科学部リハビリテーション学科言語聴覚学専攻教授

略　　歴：1990 年日本聴能言語学院聴能言語学科卒業。2010 年熊本県立大学大学院文学研究科日本語日本文学専攻博士前期課程修了。1990 年 4 月より野村病院（宮崎県）勤務後 1996 年 9 月より菊南病院勤務。2012 年 4 月より熊本保健科学大学准教授，2020 年 4 月より現職。

所属学会等：熊本県言語聴覚士会監事，くまもと言語聴覚研究会代表，熊本摂食・嚥下リハビリテーション研究会運営委員。

おもな著書：「なるほど！失語症の評価と治療」（金原出版，2010），「失語症Q&A」（共著，新興医学出版社，2013），「絵でわかる失語症の症状と訓練」（医学と看護社，2015），「明日からの臨床・実習に使える言語聴覚障害診断」（医学と看護社，2016）等。

著　者

金井孝典　（かない　たかのり）

小倉リハビリテーション病院臨床サービス部言語聴覚療法課長代理

略　　歴：2001 年関西学院大学文学部心理学科卒業。2003 年大阪リハビリテーション専門学校言語聴覚学科卒業。2016 年大阪保健医療大学大学院保健医療学研究科修士課程修了。2004 年 4 月より小倉リハビリテーション病院勤務。2011 年 5 月より現職。

所属学会等：福岡県言語聴覚士会失語症サポート委員，日本高次脳機能障害学会会員。認定言語聴覚士（失語・高次脳機能障害領域），回復期セラピストマネジャー。

Contents

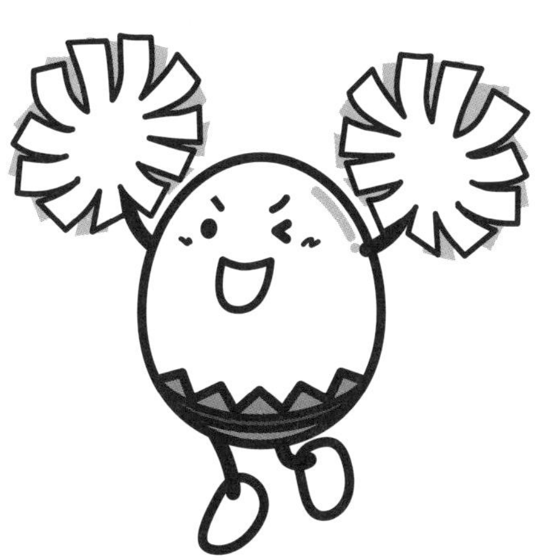

本ドリルの使い方

まずは左ページに
集中して問題を
解いてみよう！

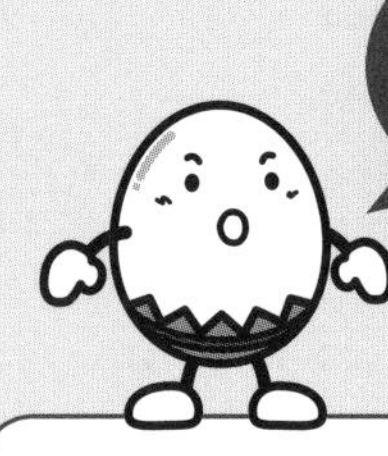

左ページに穴埋め問題があります。傍注には「HINT」「MEMO」を掲載しているので，解答の参考にして解いてみましょう。

右ページには「読み解くためのKeyword」として，重要用語を解説しています。知識をより深めましょう！

3 高次脳機能障害の症状──⑤失認（2）

1 視覚性失認について空欄を埋めなさい。

- （ ① ）では対象を認知できないが，聴覚や触覚などのほかの（ ② ）を通してであれば認知できる。
- 視覚性失認の分類としては，視覚の（ ③ ）による分類と視覚の（ ④ ）による分類がある。
- 視覚の（ ③ ）による分類としては，（ ⑤ ）視覚性失認，（ ⑥ ）視覚性失認，（ ⑦ ）視覚性失認がある。
- 視覚の（ ④ ）による分類としては，物体に生じる（ ⑧ ）や，顔に特異的な（ ⑨ ），風景に特異的な（ ⑩ ）が知られている。

2 統覚型視覚性失認について空欄を埋めなさい。

- 要素的な（ ⑪ ）をもとに，（ ⑫ ）を形成することができない。
- （ ⑬ ），（ ⑭ ），（ ⑮ ），呼称は困難である。
- 両側（ ⑯ ）の広範な病巣に関連する。

3 統合型視覚性失認について空欄を埋めなさい。

- 要素的な（ ⑰ ）をもとにまとめあげた（ ⑱ ）な形を（ ⑲ ）な形へと統合することができない。
- （ ⑳ ）がある程度できるが，時間がかかる。また，提示時間を（ ㉑ ）する，網を掛けるなど視覚的な（ ㉒ ）を加えると対象の認知が困難になる。
- 両側または左側の（ ㉓ ）を中心とする病巣に関連する。

4 連合型視覚性失認について空欄を埋めなさい。

- 正しく形成した（ ㉔ ）をその意味と結びつけることができない。
- 異同弁別や，マッチングには問題がなく，正確で素早い（ ㉕ ）が可能である。一方で，（ ㉖ ）や，（ ㉗ ）は困難である。
- 両側または左側の（ ㉘ ）の病巣に関連する。

MEMO

▶ Lissauer（リサウアー）は，視覚性失認を，統覚型視覚性失認と連合型視覚性失認に分けた。連合型視覚性失認とされる症例のなかに視覚イメージが完全であるとはいえない症例があることから，統合型視覚性失認が提唱された[1]。

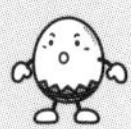

24

第2章 高次脳機能障害の基礎

読み解くための Keyword

視覚性失認

視覚に生じた失認を視覚性失認という。たとえば，視覚性失認では，「鍵」を見ても「鍵」であるとはわからないが，手で触れたり，使う音を聞いたりすれば，「鍵」であることがわかる。見ただけでは「鍵」という名前が言えないだけではなく，使い方をジェスチャーで示したり，言葉で説明したりすることもできなくなる。認知段階に基づく分類と，視覚対象に基づく分類があり，後者については物体に対する物体失認，顔に対する相貌失認，風景に対する街並失認などが知られている。

統覚型視覚性失認

視力などの要素的な視覚機能は保たれているが，視覚情報を統合させ視覚イメージを形成することができない。そのため，模写，異同弁別，マッチング，呼称は困難である。病巣は，両側後頭葉の広範な損傷により生じ，一酸化炭素中毒による症例が多い。

統合型視覚性失認

模写がある程度できるが時間がかかる，見せる時間を短くしたり，網掛けなどの視覚的な雑音を加えたりすると対象の認知が低下する症例があることから提唱された病態である。部分的な形を全体的な形へと結びつけることができない。部分的な形と大まかな全体の形がわかることから，誤りは形が似たものへと誤る。病巣は，両側または左側の後頭側頭葉の損傷で生じる。

連合型視覚性失認

視覚情報を統合させ視覚イメージを形成することはできるが，それを概念（意味）と結びつけることができない病態である。統覚型と異なり，模写や異同弁別，マッチングは可能である。しかし，意味と結びつけられないため，カテゴリー分類や意味的連合などは困難となる。典型的には両側後頭葉の損傷で生じるが，左後頭葉損傷での報告もある。

● **視覚性失認のタイプによる違い**

	統覚型視覚性失認	統合型視覚性失認	連合型視覚性失認
線分の長さや傾きの弁別	×	○	○
絵・図形の異同弁別・マッチング	×	○	○
絵・図形の模写	×	○	○
視覚的雑音のある絵の認知	×	×	○
形態と意味の連合	×	×	×

25

解答は右ページ下に掲載しています。

問題は全部で 555 問！
どのくらい解けたかな？
p.82 の採点表で
採点してみよう！

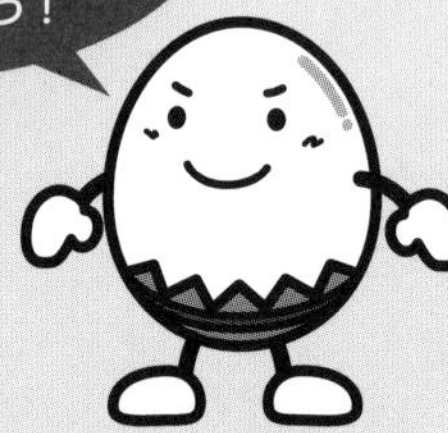

第 1 章

高次脳機能障害の歴史

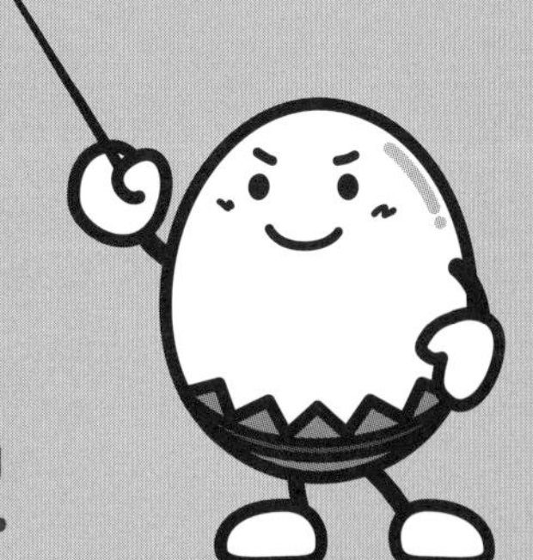

この章では，高次脳機能障害の歴史的な流れについて2つの視点から学びます。まず，高次脳機能を研究してきた神経心理学という学問が，どのように展開されてきたのかについて理解しましょう。さらに，日本における高次脳機能障害に対する行政の取り組みが，どのようになされてきたのかを理解しましょう。

1 神経心理学の歴史

1 神経心理学（高次脳機能障害学）について空欄を埋めなさい。

- 神経心理学は，（　①　）のメカニズムを，（　②　）の構造的基盤に基づいて解明することを目標とする学問である。
- 神経心理学は，ドイツ語圏において「（　③　）」とよばれ発展し，（　④　）年代以降に神経心理学の用語がアメリカを中心に使用されるようになった。

2 神経心理学（高次脳機能障害学）の歴史について空欄を埋めなさい。

- Gall（ガル）は，「特定の（　⑤　）を脳の特定の（　⑥　）がつかさどっている」という学説を提唱した（　⑦　）論の先駆者である。
- Broca（ブローカ）は，「タン，タン」としか表出できない症例についての報告を行い，この構音言語能力の喪失を（　⑧　）と名付けた。その後，この症状は左大脳半球（　⑨　）の病変で生じ，構音言語能力がこの部位に局在していると結論付けた。
- Wernicke（ウェルニッケ）は，言語の（　⑩　）表象の中枢，言語の（　⑪　）表象の中枢（左（　⑫　）後部），そして両者を結ぶ回路を想定する失語症のモデルを提唱した。
- （　⑬　）はBrocaの主張を否定し，「失語は1つである」と述べた。
- 局在論に対し，脳の各部位は同等の機能を持ち，脳全体をひとつの総体としてとらえる立場を（　⑭　）とよび，20世紀前半には，両者による論争が繰り広げられた。
- Brodmann（ブロードマン）は，大脳皮質の各領域について細胞構築を詳細に検討した（　⑮　）を作成した。
- Geschwind（ゲシュヴィント）は（　⑯　）に関する論文を発表し，言語活動は脳内の連合野とその連絡によってなされているという説を唱え，局在論の立場を強く支持する議論を展開した。
- （　⑰　）は，失行および失認の症状について最初に記載したとされる。
- Freud（フロイト）は，（　⑱　）の用語を提唱した。
- Liepmann（リープマン）は頭頂葉の損傷による（　⑲　）について詳細な症例研究を報告した。

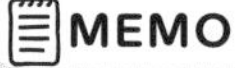

▶わが国では，高次脳機能障害の用語が定着しているが，欧米ではcognitive dysfunctionの用語が用いられている。

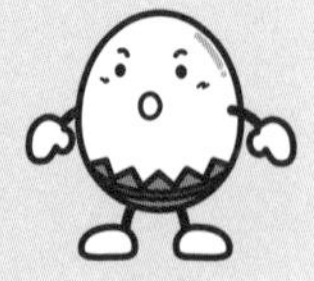

読み解くための Keyword

神経心理学（高次脳機能障害学）

神経心理学は，心の働き，すなわち高次脳機能のメカニズムを，脳の構造的基盤に基づいて解明することを目標とする学問である。神経心理学と高次脳機能障害学は，ほぼ同義と考えられている[1]。神経心理学の用語が使用されるようになったのは 1960 年代以降であり，それまではドイツ語圏において「大脳病理学」とよばれていた。

神経心理学（高次脳機能障害学）の歴史

18 世紀後半から 19 世紀前半にかけて活躍した Gall は，「特定の能力を脳の特定の部分がつかさどっている」という学説を提唱し，27 の能力を想定し脳内の部位に局在させた局在論の先駆者である。Broca は，1861 年に，「タン，タン」としか表出できないためタン氏とよばれていた Leborgne（ルボルニュ）という人物についての報告を行い，構音言語能力の喪失を aphemie と名付けた。その後，この症状は左大脳半球第三前頭回脚部の病変で生じ，構音言語能力がこの部位に局在していると結論付けた。Wernicke は，1874 年に，失語の生じるメカニズムに関して脳に基盤をおくモデルを提唱した。言語の運動表象の中枢，言語の音響表象の中枢（左上側頭回後部），そして両者を結ぶ回路を想定した。その後，Lichtheim（リヒトハイム）は，Wernicke のモデルに概念中枢を加えたモデルを提唱した。

これら局在論に対し，脳の各部位は同等の機能を持ち，脳全体を 1 つの総体としてとらえる立場を全体論とよぶ。1906 年，Marie（マリー）は Broca の主張を否定し，「失語は 1 つである」と述べた。20 世紀前半には，局在論派と全体論派による論争があった。Goldstein（ゴールドシュタイン）は，高次脳機能が脳の特定部位によって営まれているという考えには反対した。一方，1909 年に Brodmann は，大脳皮質の各領域について細胞構築を詳細に検討し脳地図を作成したことで，局在論に有力な根拠を与えた。1965 年，Geschwind は離断症候群に関する論文を発表し，言語活動は脳内の連合野とその連絡によってなされているという説を唱え，局在論の立場を強く支持する議論を展開した。

失行および失認については，これらの症状を 1884 年に最初に記載したのはイギリスの神経学者である Jackson（ジャクソン）とされる。また，失認の用語を提唱したのは Freud である。失行については，1900 年に，Liepmann が頭頂葉の損傷による行為障害（失行）について詳細な症例研究を報告した。

解答

1 ①高次脳機能，②脳，③大脳病理学，④1960

2 ⑤能力，⑥部分，⑦局在，⑧aphemie（アフェミー），⑨第三前頭回脚部，⑩運動，⑪音響，⑫上側頭回，⑬Marie（マリー），⑭全体論，⑮脳地図，⑯離断症候群，⑰Jackson（ジャクソン），⑱失認，⑲失行

2 日本における高次脳機能障害の経緯

1高次脳機能障害支援モデル事業実施までについて空欄を埋めなさい。

- 身体障害として認定されていたのは（　①　）のみで，そのほかの高次脳機能障害は対象ではなかった。
- そのため，適切な（　②　）と（　③　）サービスを受けられない人たちがいた。
- 1990 年代後半に，全国各地で交通事故による（　④　）の患者・家族を中心に「（　⑤　）」が結成された。

2高次脳機能障害支援モデル事業実施以後について空欄を埋めなさい。

- （　⑥　）は，2001 年から 2005 年までの 5 ヵ年計画で「（　⑦　）事業」を実施した。
- この事業により，「高次脳機能障害（　⑧　）基準」，「高次脳機能障害標準的（　⑨　）」，「高次脳機能障害標準的社会復帰・生活・介護支援プログラム」が作成された。
- 2006 年からは「（　⑩　）事業」が開始されている。

HINT

▶失語症は身体障害者手帳の対象となる。そのほかの高次脳機能障害は，精神障害者保健福祉手帳の対象となる。

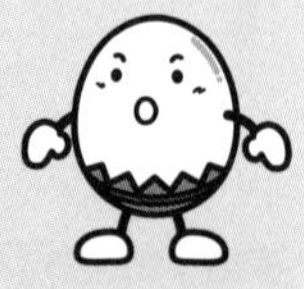

読み解くための Keyword

高次脳機能障害支援モデル事業実施までの経緯

わが国において，失語，失行，失認は古典的な高次脳機能障害として知られ，特に失語症は治療について最も体系化がなされてきた。失語症は身体障害として認定されていたが，そのほかの高次脳機能障害は対象ではなかった。そのため，医療や福祉の制度の谷間に落ちてしまい，適切な医療や福祉サービスを受けられない人たちがおり，社会的な問題となった。こうした経緯から，1990 年代後半に，全国各地で交通事故による脳外傷の患者・家族を中心に「脳外傷友の会」が結成され，全国組織である「日本脳外傷友の会」に発展した。

高次脳機能障害支援モデル事業実施以後の経緯

「日本脳外傷友の会」の結成などの活動が厚生労働省を動かし，2001 年から 2005 年までの 5 ヵ年計画で「高次脳機能障害支援モデル事業」が実施された。高次脳機能障害支援モデル事業の調査結果に基づき，「高次脳機能障害診断基準」，「高次脳機能障害標準的訓練プログラム」，「高次脳機能障害標準的社会復帰・生活・介護支援プログラム」が作成された。診断基準が作成されたことで，精神障害者保健福祉手帳が申請できるようになり，手帳を取得すれば医療や福祉サービスを受けられるようになった。また，2006 年からは「高次脳機能障害支援普及事業」が開始されている。

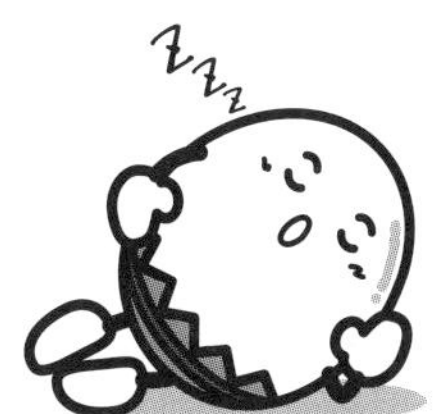

解答

1 ①失語症，②医療，③福祉，④脳外傷，⑤脳外傷友の会

2 ⑥厚生労働省，⑦高次脳機能障害支援モデル，⑧診断，⑨訓練プログラム，⑩高次脳機能障害支援普及

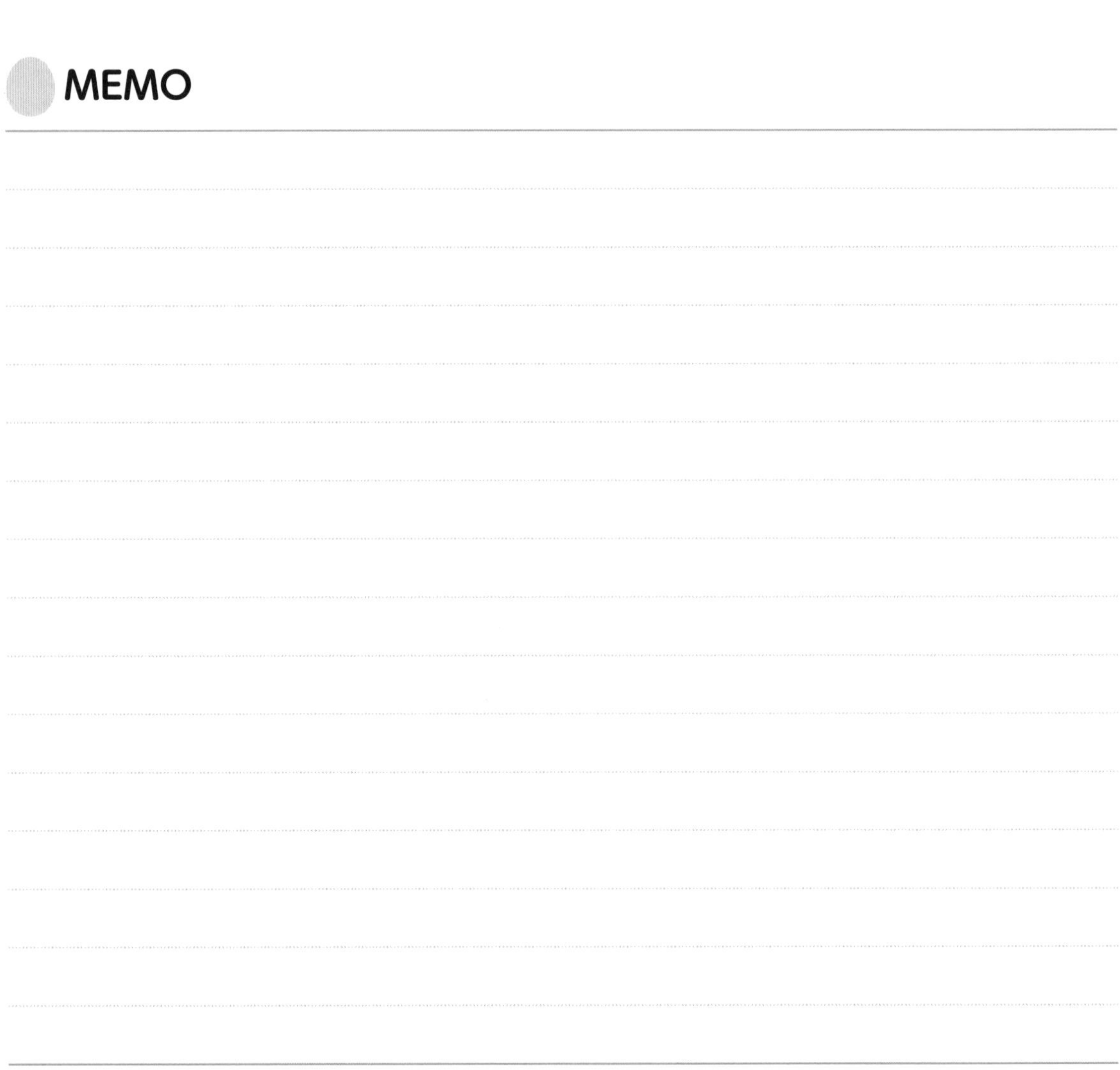
MEMO

第2章

高次脳機能障害の基礎

この章では，高次脳機能障害の定義，脳の構造や機能の違い，脳の損傷によって生じるさまざまな高次脳機能障害の症状について学びます。症状については，脳の局所的な損傷によって生じる失行，失認や，広範な病巣に伴う注意障害や社会的行動障害などを学びます。さらには，脳梁の損傷によって生じる離断症候群や，認知症についても学びます。それぞれの症状について病巣との関連付け，ほかの症候との類似性と相違性について整理していきましょう。

1 高次脳機能障害の定義

1 高次脳機能障害の定義について空欄を埋めなさい。

- 高次脳機能障害とは，学術的には，（　①　）の損傷が原因で生じる，（　②　）・（　③　）・（　④　）・記憶障害・注意障害・遂行機能障害などをいう。このうち，（　②　），（　③　），（　④　）は古典的な高次脳機能障害として知られている。
- 2001年から2005年に厚生労働省が実施した「（　⑤　）事業」において作成された，行政的な診断基準では，（　⑥　），（　⑦　），（　⑧　），（　⑨　）をさす。

2 高次脳機能障害の原因について空欄を埋めなさい。

- 高次脳機能障害の原因は，脳血管障害（（　⑩　），（　⑪　），（　⑫　）），（　⑬　），脳腫瘍，脳炎，変性疾患，低酸素脳症などである。
- いずれの障害においても（　⑩　），（　⑪　）が原因として多いが，記憶障害，注意・遂行機能障害では，（　⑫　）や（　⑬　）などの割合が増える。

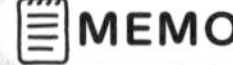

▶高次脳機能障害の用語は学術的な意味合いと，行政的な意味合いで用いられることがある。

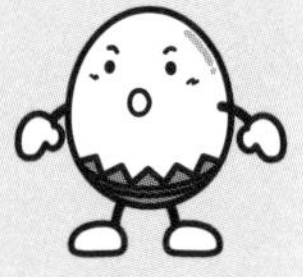

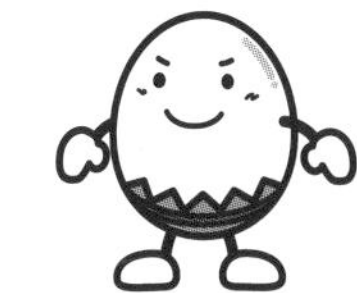

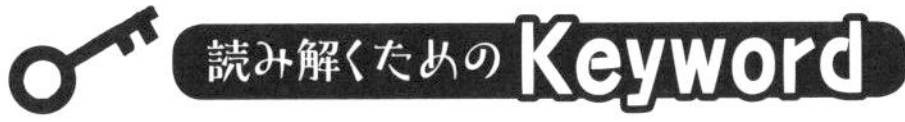

高次脳機能障害の定義

高次脳機能障害とは，学術的には脳の損傷が原因で生じる，失語・失行・失認・記憶障害・注意障害・遂行機能障害などをいう。失語，失行，失認は古典的な高次脳機能障害として知られてきた。一方，2001 年から 2005 年に厚生労働省が実施した「高次脳機能障害支援モデル事業」において高次脳機能障害診断基準[1]が作成され，行政的には「記憶障害，注意障害，遂行機能障害，社会的行動障害」を高次脳機能障害とよぶことが明記された。このように，学術的な意味で使われる場合と，行政的な意味で使われる場合があることに留意する必要がある。

高次脳機能障害の原因

高次脳機能障害の原因は，脳血管障害（脳梗塞，脳出血，くも膜下出血），脳外傷，脳腫瘍，脳炎，変性疾患，低酸素脳症などである。高次脳機能障害全国実態調査[2]によると，失語，失行・失認，記憶障害，注意・遂行機能障害のいずれの障害においても脳梗塞と脳出血が原因として最も多かった．記憶障害，注意・遂行機能障害では，くも膜下出血や脳外傷の割合も高かった。

● **高次脳機能障害診断基準**

Ⅰ．主要症状等
1. 脳の器質的病変の原因となる事故による受傷や疾病の発症の事実が確認されている
2. 現在，日常生活または社会生活に制約があり，その主たる原因が記憶障害，注意障害，遂行機能障害，社会的行動障害などの認知障害である

Ⅱ．検査所見

MRI，CT，脳波などにより認知障害の原因と考えられる脳の器質的病変の存在が確認されているか，あるいは診断書により脳の器質的病変が存在したと確認できる

Ⅲ．除外項目
1. 脳の器質的病変に基づく認知障害のうち，身体障害として認定可能である症状を有するが上記主要症状（Ⅰ－2）を欠く者は除外する
2. 診察にあたり，受傷または発症以前から有する症状と検査所見は除外する
3. 先天性疾患，周産期における脳損傷，発達障害，進行性疾患を原因とする者は除外する

Ⅳ．診断
1. Ⅰ～Ⅲをすべて満たした場合に高次脳機能障害と診断する
2. 高次脳機能障害の診断は脳の器質的病変の原因となった外傷や疾病の急性期症状を脱した後において行う
3. 神経心理学的検査の所見を参考にすることができる

〔厚生労働省社会・援護局障害保健福祉部，他：高次脳機能障害者支援の手引き．改訂第 2 版，2，2008〕

解答

1 ①脳，②失語，③失行，④失認（②～④は順不同），⑤高次脳機能障害支援モデル，⑥記憶障害，⑦注意障害，⑧遂行機能障害，⑨社会的行動障害（⑥～⑨は順不同）

2 ⑩脳梗塞，⑪脳出血（⑩，⑪は順不同），⑫くも膜下出血，⑬脳外傷

1 脳の構造について空欄を埋めなさい。

- 脳は，（ ① ），脳幹，（ ② ）に分けられ，脳幹は（ ③ ），（ ④ ），（ ⑤ ）からなる。
- 大脳は左右一対の半球からなり，（ ⑥ ）により結ばれている。
- 大脳の表面には（ ⑦ ）とよばれる溝と,（ ⑧ ）とよばれる隆起部がある。
- 大脳皮質は，（ ⑨ ），（ ⑩ ），（ ⑪ ），（ ⑫ ）の４つの脳葉に分けられる。
- 前頭葉と頭頂葉は（ ⑬ ）により，前頭葉と側頭葉は（ ⑭ ）により，頭頂葉と後頭葉は（ ⑮ ）により分けられる。
- 大脳基底核は，（ ⑯ ）（尾状核と被殻），（ ⑰ ）（被殻と淡蒼球），視床下核，黒質で構成される。
- 間脳は，（ ⑱ ）と（ ⑲ ）に分けられる。

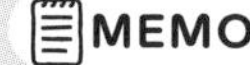

▶中心溝はローランド溝，外側溝はシルビウス溝という別名を持つ。

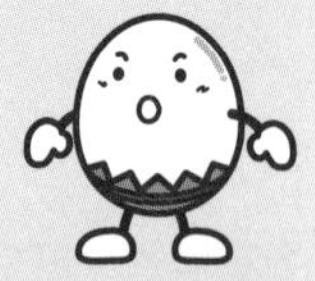

読み解くための Keyword

脳の構造

脳は，大脳，脳幹（中脳，橋，延髄），小脳に分けられる。大脳は，左右一対の半球（大脳半球）からなり，最大の交連線維の束である脳梁がその間を結んでいる。大脳の表面には脳溝とよばれる溝が走り，脳回とよばれる溝と溝に挟まれた隆起部を形成している。また，大脳の表面には大脳皮質とよばれる神経細胞が集まった薄い層が広がる。この大脳皮質の神経細胞の数は，約 140 億個とされている。さらに，大脳皮質は 4 つの脳葉，すなわち前頭葉，側頭葉，頭頂葉，後頭葉に分けられる。前頭葉と頭頂葉は中心溝（ローランド溝）により，前頭葉と側頭葉は外側溝（シルビウス溝）により，頭頂葉と後頭葉は頭頂後頭溝により分けられる。また，側頭葉と後頭葉は後頭前切痕で分けられることがある。

大脳の深部にも神経細胞の集まりがあり，大脳基底核と間脳とよばれる。大脳基底核は，線条体（尾状核と被殻），レンズ核（被殻と淡蒼球），視床下核，黒質で構成される。間脳は，視床と視床下部に分けられる。

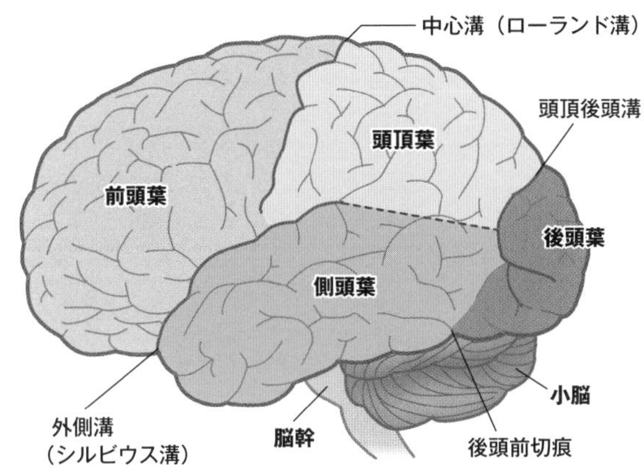

● 脳の構造

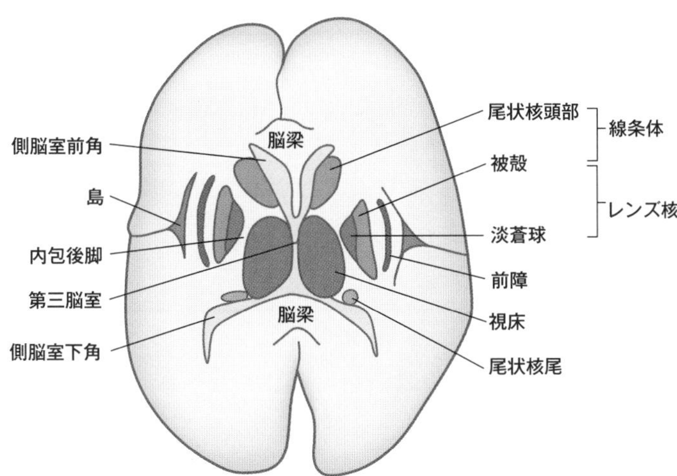

● 脳室および基底核（水平断）

〔紺野加奈江：第 1 章 失語症の基礎知識．失語症言語治療の基礎 診断法から治療理論まで．診断と治療社，7，2001〕

解答

1 ①大脳，②小脳（①，②は順不同），③中脳，④橋，⑤延髄（③～⑤は順不同），⑥脳梁，⑦脳溝，⑧脳回，⑨前頭葉，⑩側頭葉，⑪頭頂葉，⑫後頭葉（⑨～⑫は順不同），⑬中心溝（ローランド溝），⑭外側溝（シルビウス溝），⑮頭頂後頭溝，⑯線条体，⑰レンズ核，⑱視床，⑲視床下部（⑱，⑲は順不同）

2 高次脳機能障害にかかわる解剖と生理——②脳の機能（1）

1 前頭葉の機能について空欄を埋めなさい。

- （　①　）は，思考や自発性，価値判断，感情や欲求のコントロールなどにかかわる。
- 下前頭回の三角部・弁蓋部には，運動性言語中枢とされる（　②　）がある。
- 一次運動野は，（　③　）の身体の運動を支配する。
- （　④　）は随意的な運動の開始や制御，（　⑤　）は熟練した運動の企画や実行にかかわるとされる。

2 頭頂葉の機能について空欄を埋めなさい。

- （　⑥　）は，中心後回に存在し，（　⑦　）感覚や（　⑧　）感覚といった体性感覚情報を処理している。
- 頭頂連合野は，体性感覚情報，視覚情報，聴覚情報など複数の（　⑨　）の統合を行う。
- 体性感覚の処理，（　⑩　），運動知覚，手や腕などの運動制御などさまざまな機能にかかわっている。
- （　⑪　）は心的イメージの操作など，（　⑫　）は言語処理などにかかわっている。

3 側頭葉の機能について空欄を埋めなさい。

- （　⑬　）であるヘシュル横回は，上側頭回の内側に存在する。
- （　⑭　）は，上側頭回の後部にあり，感覚性の言語中枢である。
- 内側面には（　⑮　）がある。
- 側頭葉の代表的な機能は，（　⑯　）の処理，（　⑰　）の処理，（　⑱　）の処理の３つである。

4 後頭葉の機能について空欄を埋めなさい。

- （　⑲　）は，網膜からの光刺激を受け取る。
- 色，形，奥行き，動きなどの視覚情報は，一次視覚野から（　⑳　）に送られ，より詳細な分析がなされる。
- 後頭葉から頭頂葉へと向かう（　㉑　），後頭葉から側頭葉へと向かう（　㉒　）の流れがある。

MEMO

▶大脳半球内の各領域は連合線維とよばれる神経線維束で結ばれている。

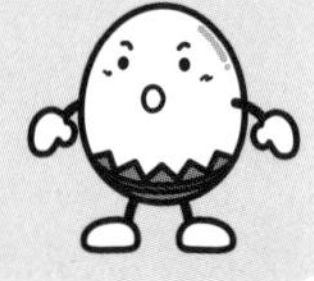

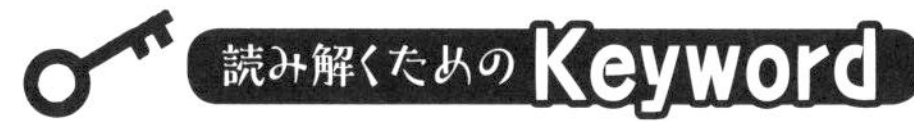

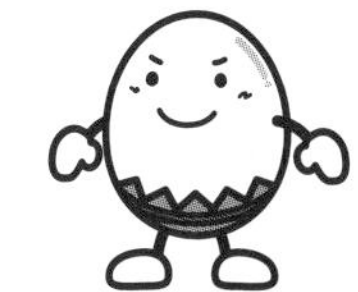

前頭葉の機能

前頭葉には，一次運動野，運動前野，補足運動野，前頭眼野，前頭前野，ブローカ野が含まれる。前頭葉の前方，特に前頭前野は，思考や自発性，価値判断，感情や欲求のコントロールなどにかかわり，人間が人間らしく生活するうえで欠かせない機能を果たす。また，下前頭回の三角部・弁蓋部には運動性言語中枢とされるブローカ野があり，言語の表出機能を担っている。後方には，対側の身体の運動を支配する一次運動野がある。高次運動野である補足運動野は随意的な運動の開始や制御，運動前野は熟練した運動の企画や実行にかかわるとされる。

頭頂葉の機能

頭頂葉には，一次体性感覚野，体性感覚連合野，補足感覚野，頭頂連合野が含まれる。中心後回に一次体性感覚野は存在し，皮膚感覚（温痛覚，触覚）や深部感覚（位置覚）といった体性感覚情報を処理し，対象物の触識別や運動制御に必要な体性感覚情報を出力している。頭頂連合野では，体性感覚情報，視覚情報，聴覚情報など複数の感覚情報の統合を行っている。このため，体性感覚の処理，空間認知，運動知覚，手や腕などの運動制御などさまざまな機能にかかわっている。また，下頭頂小葉の角回は心的イメージの操作など，縁上回は言語処理などにかかわっている。

側頭葉の機能

側頭葉には，一次聴覚野，聴覚周辺野，ウェルニッケ野が含まれる。上側頭回の内側には一次聴覚野であるヘシュル横回が，上側頭回の後部（通常，左）には感覚性言語中枢であるウェルニッケ野がある。また，内側面には記憶に関わる海馬傍回がある。このため，聴覚情報，意味，記憶の３つの処理が，側頭葉の代表的な機能である。そのほかに，後頭葉からの視覚情報と意味との連合にも関与している。

後頭葉の機能

後頭葉には，一次視覚野，視覚前野，視覚周辺野が含まれる。一次視覚野は，網膜からの光刺激を受け取り，色，形，奥行き，動きなどの視覚情報を処理し，その結果を視覚前野に送っている。視覚前野では，視覚情報に対して，より詳細な分析が行われる。後頭葉から頭頂葉へと向かう背側視覚路，後頭葉から側頭葉へと向かう腹側視覚路の流れがあることが知られている。

解答

1 ①前頭前野，②ブローカ野，③対側，④補足運動野，⑤運動前野
2 ⑥一次体性感覚野，⑦皮膚，⑧深部（⑦，⑧は順不同），⑨感覚情報，⑩空間認知，⑪角回，⑫縁上回
3 ⑬一次聴覚野，⑭ウェルニッケ野，⑮海馬傍回，⑯聴覚情報，⑰意味，⑱記憶（⑯～⑱は順不同）
4 ⑲一次視覚野，⑳視覚前野，㉑背側視覚路，㉒腹側視覚路

2 高次脳機能障害にかかわる解剖と生理——③脳の機能（2）

1 側性化について空欄を埋めなさい。

- 高次脳機能の処理は，左または右大脳半球が（　①　）に担っていることがあり，側性化という。
- 左半球は，典型的には（　②　）に関して優位である。
- 側性化の程度には，性別・（　③　）などの遺伝性素因や（　④　）要因が関与する。

2 大脳辺縁系について空欄を埋めなさい。

- 帯状回や海馬傍回，扁桃体から（　⑤　）が構成される。
- 脳の系統発生的に（　⑥　）皮質部分である。
- パペッツ回路は，（　⑦　）- 脳弓 - 乳頭体 -（　⑧　）- 帯状回 -（　⑦　）を巡り，（　⑨　）の回路で知られている。
- ヤコブレフ回路は，（　⑩　）-（　⑪　）- 前頭葉眼窩回後方 - 側頭葉前方 -（　⑩　）を巡り，（　⑫　）の回路で知られている。

MEMO

▶右利き者のほとんどが，左半球が優位半球である。また，左利き者の約半数が左半球が優位半球であるとされる。

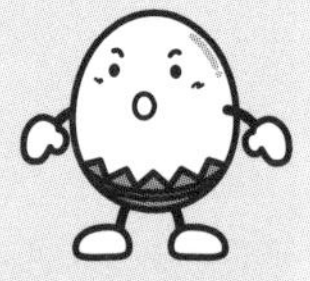

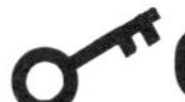

読み解くための Keyword

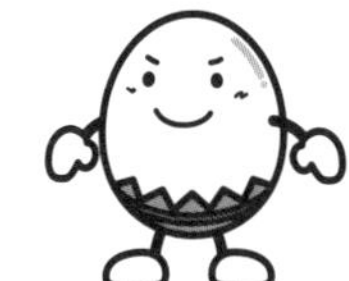

側性化

運動や感覚は，左右の大脳半球が分担し，左右の機能に差はない。しかし，ある高次脳機能の処理は，左右どちらかの大脳半球が優位に担っていることが多い。たとえば，左半球は，典型的には言語機能に関して優位である。側性化とは，このように特定の高次脳機能が，左右いずれかの大脳半球において優先的に処理されることをいう。側性化の程度には，性別・利き手などの遺伝性素因や環境要因が関与し，相対的であり，絶対的ではない。

大脳辺縁系

大脳の内側部，脳梁を取り囲む領域を大脳辺縁系とよび，帯状回，海馬傍回，海馬体，扁桃体，鈎などで構成される。大脳皮質のうち，古皮質，旧皮質，中間皮質，皮質下核にあたり，生物の進化の過程で最も古くからある脳の皮質部分である。大脳辺縁系には，記憶の回路で知られるパペッツ回路（海馬 - 脳弓 - 乳頭体 - 視床前核 - 帯状回 - 海馬）と，情動の回路で知られるヤコブレフ回路（扁桃体 - 視床背内側核 - 前頭葉眼窩回後方 - 側頭葉前方 - 扁桃体）が存在する。

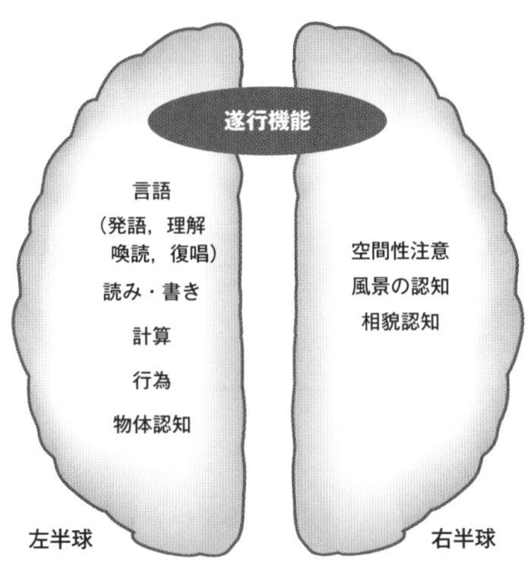

● **大脳半球の側性化**

〔石合純夫：概説：高次脳機能障害の定義―病巣と症候の整理―．Jpn J Rehabil Med 51：771 - 773，2014〕

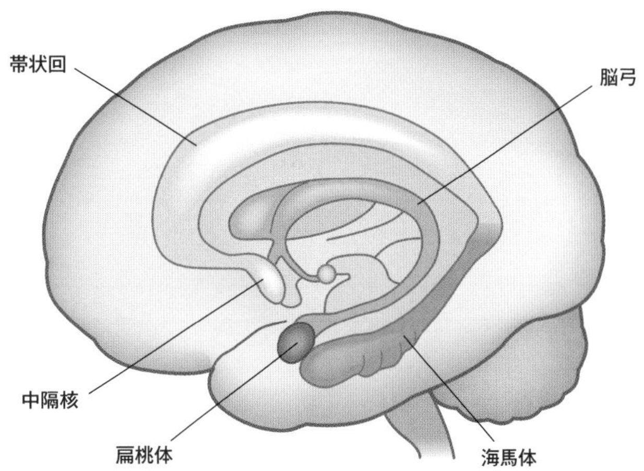

● **ヒトの大脳辺縁系の位置（帯状回，脳弓，中隔核，扁桃体，海馬体）の位置**

〔石井大典：恐怖の情動から考える大脳辺縁系の機能．脳科学とリハビリテーション 11：23 - 29，2011〕

解答

1 ①優位，②言語機能，③利き手，④環境

2 ⑤大脳辺縁系，⑥古い，⑦海馬，⑧視床前核，⑨記憶，⑩扁桃体，⑪視床背内側核，⑫情動

3 高次脳機能障害の症状――①失行（1）

1 失行について空欄を埋めなさい。

- 失行とは，（　①　）に異常がないのに，（　②　）に沿って運動を遂行できない状態と定義される。
- Liepmannは失行を，（　③　）失行，（　④　）失行，（　⑤　）失行の３つのタイプに分けた。これらは（　⑥　）失行とよばれる。

2 肢節運動失行について空欄を埋めなさい。

- 肢節運動失行とは，麻痺や感覚障害によらない，特に（　⑦　）の巧緻運動の（　⑧　）さを生じる。病巣は，左右の（　⑨　）領域で，症状は（　⑩　）側の上肢に出現する。

3 観念運動性失行について空欄を埋めなさい。

- 観念運動性失行とは，「おいでおいで」などの（　⑪　）動作と道具を使う動作の身振り，すなわち（　⑫　）が，口頭命令または模倣ともに困難となる。検査場面と日常場面で，動作の困難さが異なることがあり，（　⑬　）性と（　⑭　）性に解離がある。動作の誤りとしては，（　⑮　），無定形反応，保続などや，道具として身体の一部を使う（　⑯　）が認められる。病巣は（　⑰　）が重視されており，症状は（　⑱　）の上肢に出現する。

4 観念性失行について空欄を埋めなさい。

- 観念性失行は，単一あるいは複数の（　⑲　）を正しく操作できない状態である。困難さは，（　⑳　）場面のみならず（　㉑　）場面においても生じる。病巣は，（　㉒　）の後部とされる。

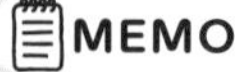

▶検査場面と日常場面での解離は，Baillarger（バイヤルジェー）-Jackson（ジャクソン）の原理「意図的行為と自動的行為の解離」として知られる。

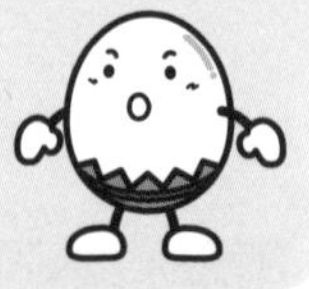

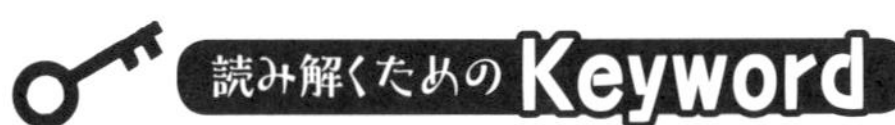

失行

失行とは，運動機能に異常がないのに，目的に沿って運動を遂行できない状態と定義される[1)]。失行を最初に記述した Liepmann は，肢節運動失行，観念運動性失行，観念性失行の 3 つのタイプに分類した。これらは古典的失行とよばれる。

肢節運動失行

上肢の運動，特に手指の巧緻運動が拙劣となる。自発運動，口頭命令，模倣を問わず症状がみられる。ボタンをかけたりはずしたりできない，ポケットに手を入れられないなどの症状がみられる。病巣は左右の中心領域（中心前回，中心後回）で，病変の対側上肢に生じる。

観念運動性失行

社会的慣習動作（例：おいでおいで）とパントマイム（道具を使う動作の身振り：歯ブラシを持った振りで，歯を磨く真似をする）が困難となる。口頭命令，模倣ともに困難であるが，一般に模倣に比べ口頭命令で成績が低下する。検査場面では困難でも，日常的な状況では可能なことがあり，意図性と自動性に解離がある。動作の誤りとしては，ほかの行為への置き換えである錯行為，何をしているかわからない反応である無定形反応，前の課題の動作が関係なく繰り返される保続などや，指を歯ブラシに見立てるなど道具として身体の一部を使う BPO（body part as object）が認められる。病巣は左頭頂葉が重視されており，症状は左右の上肢に生じる。

観念性失行

道具を正しく使うこと（例：歯ブラシで歯を磨く）が困難となり，単一道具の使用や複数道具の系列的な使用が障害される。観念運動性失行とは異なり，検査場面のみならず日常的な状況においても障害がみられ，意図性と自動性に解離がみられない。病巣は，左頭頂葉の後部とされ，症状は左右の手に生じる。

解答

1 ①運動機能，②目的，③肢節運動，④観念運動性，⑤観念性（③〜⑤は順不同），⑥古典的
2 ⑦手指，⑧拙劣，⑨中心，⑩対
3 ⑪社会的慣習，⑫パントマイム，⑬意図，⑭自動（⑬，⑭は順不同），⑮錯行為，⑯ BPO，⑰左頭頂葉，⑱左右
4 ⑲道具，⑳検査，㉑日常，㉒左頭頂葉

3 高次脳機能障害の症状——②失行（2）

1 口舌顔面失行（口部顔面失行）について空欄を埋めなさい。

- 口舌顔面失行（口部顔面失行）とは，命令，模倣により舌などの（　①　）や顔面の習熟動作が困難な状態である。動作を（　②　）で表現するverbalizationを認めることがある。病巣は，（　③　）あるいは（　④　）とされる。

2 着衣失行について空欄を埋めなさい。

- 着衣失行とは，衣服の（　⑤　）の障害であり，広義には着衣障害ともよばれる。袖がわからない，（　⑥　）や表裏を取り違えるなどが生じる。病巣は，（　⑦　）例が多く，頭頂葉が重視される。

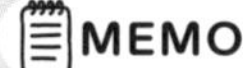

▶口舌顔面失行は，ブローカ失語を合併して生じることが多い。

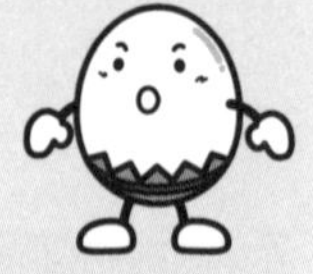

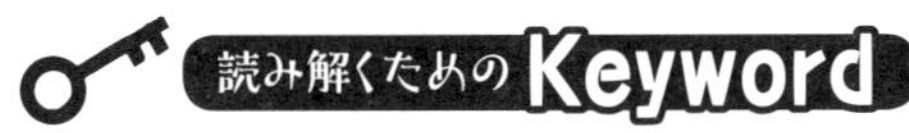

口舌顔面失行（口部顔面失行）

口部や顔面の動作を意図的には正しく行えない状態である。自然な状況下では可能であり，意図性と自動性に解離がある（p.16 MEMO参照）。「咳払いをしてください」の指示に，「コホン」と音声で表現する verbalization を認めることがある。病巣は，中心前回弁蓋部，あるいは頭頂葉とされる。発語失行やブローカ失語を合併することが多い。

着衣失行

着衣失行とは，衣服の着脱の障害であり，広義には着衣障害ともよばれる。着衣の障害は両側性に出現する。具体的には，袖がわからない，上下や表裏を取り違えるなどが生じる。また，日常的な状況下においても検査という状況下においてもみられる。病巣は，右半球例が多く，頭頂葉（特に，上頭頂小葉から下頭頂小葉）が重視される。

解答

1　①口部，②音声，③中心前回弁蓋部，④頭頂葉

2　⑤着脱，⑥上下，⑦右半球

3 高次脳機能障害の症状——③失行以外の高次運動障害

1 失行以外の高次運動障害について空欄を埋めなさい。

- （ ① ）は，手掌を擦る刺激が与えられると握ってしまう反応であり，（ ② ）内側面の損傷により対側の手に出現する。
- （ ③ ）は，手掌に限らない手への触覚刺激により，その刺激を把握しようとする反応であり，（ ④ ）刺激によっても生じることがある。前頭葉（ ⑤ ）面の損傷により出現する。
- 道具の強迫的使用は，目の前の道具を本人の（ ⑥ ）に反して（ ⑦ ）してしまう現象である。（ ⑧ ）手に生じ，（ ⑨ ）手が意思に従って止めようとする。（ ⑩ ）内側面と（ ⑪ ）の損傷により出現する。
- 使用行動は，目の前の道具を（ ⑫ ）がないのに使用してしまう現象である。模倣行動は，指示がないのに相手の動作を（ ⑬ ）する現象である。（ ⑭ ）葉内側面の損傷により生じる。
- 運動無視は，病巣と（ ⑮ ）側の上下肢の運動や（ ⑦ ）が減少する症状である。使用を（ ⑯ ）ことで改善する。前頭葉内側面の損傷で出現する。
- 運動維持困難は，（ ⑰ ）や挺舌などの運動を（ ⑱ ）することができない症状である。（ ⑲ ）の損傷が重視されている。

HINT

▶前頭葉の損傷により，さまざまな行為の障害が生じることが知られている。

MEMO

▶道具の強迫的使用とは異なり，拮抗失行では右手が意思に従って動作を行うと，左手に反対あるいは無関係な動作が生じる。

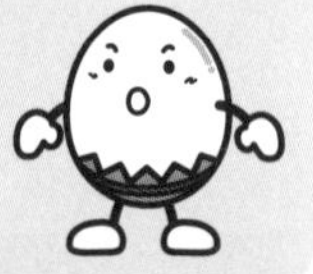

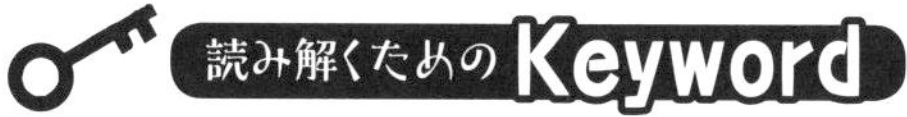

把握反射と本能性把握反応

把握反射は，手掌を擦る刺激が与えられると握ってしまう反応である。病巣は前頭葉内側面とされ，対側の手に生じる。本能性把握反応は，手掌に限らず，手に触れることで，その刺激に適合するように手を動かしながら把握する反応である。視覚刺激だけで，手が追いかけて握ることもある。前頭葉内側面の損傷で対側の手に生じる。

道具の強迫的使用

眼前に置かれた道具を意思に反して強迫的に右手が使用してしまう現象で，意思を反映した左手がこれを抑えようとする。右手に把握反射や本能性把握反応を伴う。左前頭葉内側面と脳梁膝部の損傷により生じる。

使用行動と模倣行動

使用行動は，眼前の物品や道具を，何の指示もないのに使ってしまう現象である。模倣行動は，指示をされたわけではないのに，動作を模倣してしまう現象である。これらは，併せて環境依存症候群ともよばれる。前頭葉内側面が病巣として重視されている。

運動無視

病巣と反対側の上下肢の運動や使用が減少する症状である。使用を励まされることで改善する。前頭葉内側面の損傷で出現する。

運動維持困難

ある運動を指示に従って，維持することができない症状である。開口や挺舌などの運動での報告がある。運動麻痺や口舌顔面失行により，十分な運動ができないものは除く。主に急性期にみられるが，慢性期に残存することも多い。右前頭葉の損傷が重視されている。

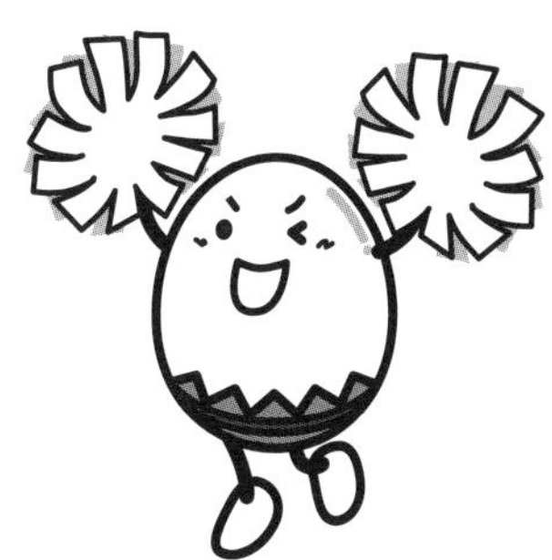

解答

1 ①把握反射，②前頭葉，③本能性把握反応，④視覚，⑤内側，⑥意思，⑦使用，⑧右，⑨左，⑩左前頭葉，⑪脳梁膝部，⑫指示，⑬模倣，⑭前頭，⑮対，⑯励まされる，⑰開口，⑱維持，⑲右前頭葉

3 高次脳機能障害の症状――④失認（1）

1 失認の定義について空欄を埋めなさい。

- 失認とは，ある（　①　）を通して対象を（　②　）することの障害である。ある特定の（　①　）に限った障害であり，ほかの（　①　）を通してであれば（　②　）することができる。また，（　③　），（　④　），（　⑤　）などによらないことが前提である。
- 視覚を通して対象を認知できなくなる（　⑥　），聴覚を通して対象を認知できなくなる（　⑦　），触覚を通して対象を認知できなくなる（　⑧　）がある。

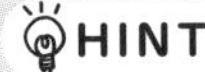

▶失認は感覚様式ごとに存在する。

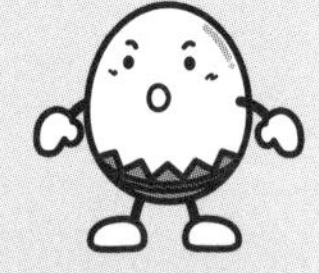

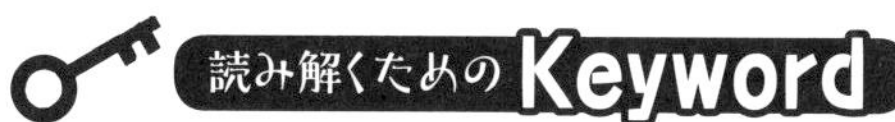

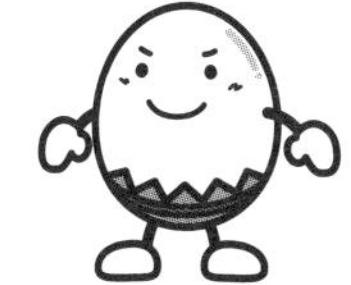

失認

失認とは「ある感覚を通して対象を認知することの障害」と定義されている。特定の感覚に限っており，ほかの感覚を通してであれば対象を認知することができる。対象の認知を難しくするような意識の障害や知能低下などがなく，要素的な感覚が保たれていることが前提となる[1)]。失認は視覚や触覚など感覚様式ごとに存在し，複数の感覚様式にわたる多様式失認の存在も知られている。

● **主要な失認**

感覚様式		対象	
視覚	視覚性失認	物体	物体失認
		顔	相貌失認
		風景・場所	街並失認
		文字	純粋失読（失認性失読）
聴覚	聴覚性失認	言語音・環境音	（広義）聴覚性失認
		言語音	純粋語聾
		環境音	環境音失認（狭義の聴覚性失認）
		音楽	感覚性失音楽
触覚	触覚性失認	※対象による分類なし	

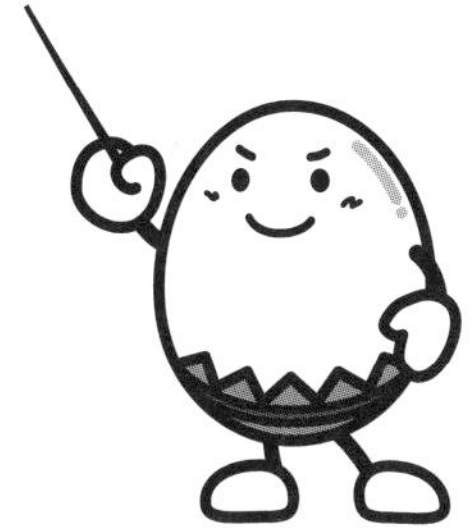

解答

1 ①感覚，②認知，③感覚障害，④知能低下，⑤意識障害（③〜⑤は順不同），⑥視覚性失認，⑦聴覚性失認，⑧触覚性失認

1 視覚性失認について空欄を埋めなさい。

- （　①　）では対象を認知できないが，聴覚や触覚などのほかの（　②　）を通してであれば認知できる。
- 視覚性失認の分類としては，視覚の（　③　）による分類と視覚の（　④　）による分類がある。
- 視覚の（　③　）による分類としては，（　⑤　）視覚性失認，（　⑥　）視覚性失認，（　⑦　）視覚性失認がある。
- 視覚の（　④　）による分類としては，物体に生じる（　⑧　）や，顔に特異的な（　⑨　），風景に特異的な（　⑩　）が知られている。

2 統覚型視覚性失認について空欄を埋めなさい。

- 要素的な（　⑪　）をもとに，（　⑫　）を形成することができない。
- （　⑬　），（　⑭　），（　⑮　），呼称は困難である。
- 両側（　⑯　）の広範な病巣に関連する。

3 統合型視覚性失認について空欄を埋めなさい。

- 要素的な（　⑰　）をもとにまとめあげた（　⑱　）な形を（　⑲　）な形へと統合することができない。
- （　⑳　）がある程度できるが，時間がかかる。また，提示時間を（　㉑　）する，網を掛けるなど視覚的な（　㉒　）を加えると対象の認知が困難になる。
- 両側または左側の（　㉓　）を中心とする病巣に関連する。

4 連合型視覚性失認について空欄を埋めなさい。

- 正しく形成した（　㉔　）をその意味と結びつけることができない。
- 異同弁別や，マッチングには問題がなく，正確で素早い（　㉕　）が可能である。一方で，（　㉖　）や，（　㉗　）は困難である。
- 両側または左側の（　㉘　）の病巣に関連する。

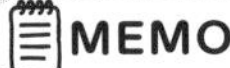

▶ Lissauer（リサウアー）は，視覚性失認を，統覚型視覚性失認と連合型視覚性失認に分けた。連合型視覚性失認とされる症例のなかに視覚イメージが完全であるとはいえない症例があることから，統合型視覚性失認が提唱された[1]。

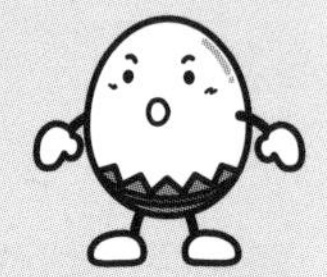

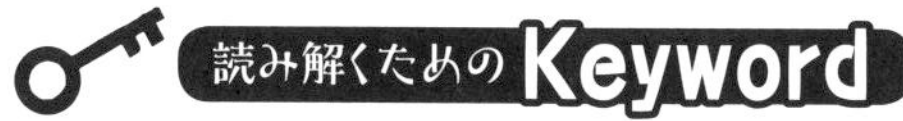

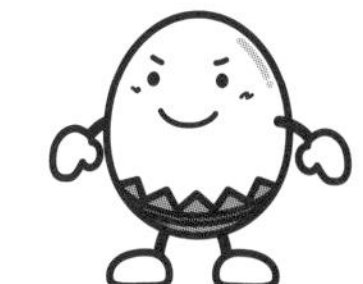

視覚性失認

視覚に生じた失認を視覚性失認という。たとえば，視覚性失認では，「鍵」を見ても「鍵」であるとはわからないが，手で触れたり，使う音を聞いたりすれば，「鍵」であることがわかる。見ただけでは「鍵」という名前が言えないだけではなく，使い方をジェスチャーで示したり，言葉で説明したりすることもできなくなる。認知段階に基づく分類と，視覚対象に基づく分類があり，後者については物体に対する物体失認，顔に対する相貌失認，風景に対する街並失認などが知られている。

統覚型視覚性失認

視力などの要素的な視覚機能は保たれているが，視覚情報を統合させ視覚イメージを形成することができない。そのため，模写，異同弁別，マッチング，呼称は困難である。病巣は，両側後頭葉の広範な損傷により生じ，一酸化炭素中毒による症例が多い。

統合型視覚性失認

模写がある程度できるが時間がかかる，見せる時間を短くしたり，網掛けなどの視覚的な雑音を加えたりすると対象の認知が低下する症例があることから提唱された病態である。部分的な形を全体的な形へと結びつけることができない。部分的な形と大まかな全体の形がわかることから，誤りは形が似たものへと誤る。病巣は，両側または左側の後頭側頭葉の損傷で生じる。

連合型視覚性失認

視覚情報を統合させ視覚イメージを形成することはできるが，それを概念（意味）と結びつけることができない病態である。統覚型と異なり，模写や異同弁別，マッチングは可能である。しかし，意味と結びつけられないため，カテゴリー分類や意味的連合などは困難となる。典型的には両側後頭葉の損傷で生じるが，左後頭葉損傷での報告もある。

● **視覚性失認のタイプによる違い**

	統覚型視覚性失認	統合型視覚性失認	連合型視覚性失認
線分の長さや傾きの弁別	×	○	○
絵・図形の異同弁別・マッチング	×	○	○
絵・図形の模写	×	○	○
視覚的雑音のある絵の認知	×	×	○
形態と意味の連合	×	×	×

解答

1 ①視覚，②感覚様式，③認知段階，④対象，⑤統覚型，⑥統合型，⑦連合型（⑤～⑦は順不同），⑧物体失認，⑨相貌失認，⑩街並失認
2 ⑪視覚情報，⑫視覚イメージ，⑬模写，⑭異同弁別，⑮マッチング（⑬～⑮は順不同），⑯後頭葉
3 ⑰視覚情報，⑱部分的，⑲全体的，⑳模写，㉑短く，㉒雑音，㉓後頭側頭葉
4 ㉔視覚イメージ，㉕模写，㉖カテゴリー分類，㉗意味的連合（㉖，㉗は順不同），㉘後頭葉

3 高次脳機能障害の症状――⑥失認（3）

1 相貌失認について空欄を埋めなさい。

- よく知っている人の（　①　）を，（　②　）には認知ができない。声を聴いたり，髪型や服装，身振りなどの（　①　）以外の特徴からは誰であるかを判断することができる。
- 病巣は右側あるいは両側の（　③　）を含む（　④　）とされる。

2 街並失認について空欄を埋めなさい。

- よく知っている（　⑤　）を見ても，見覚えがなく，どこの風景か何の建物かわからない。（　⑥　）失認ともよばれる。
- （　⑦　）を合併することが多い。
- 病巣は，右の（　⑧　），（　⑨　）と，これらに隣接する（　⑩　）である。

MEMO

▶街並失認は，地誌的見当識障害の1つである。そのほかに，道順障害がある。

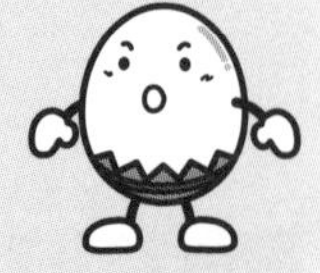

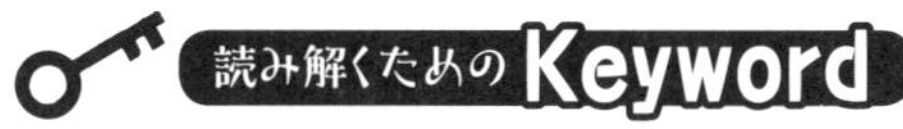

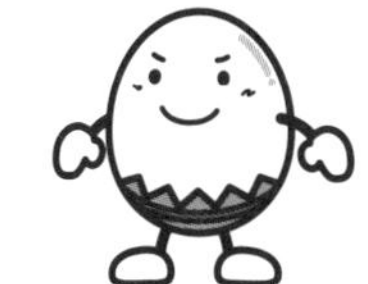

相貌失認

熟知している人の顔を視覚的には認知ができない病態で，顔であることはわかるが，誰であるかがわからない。声といった視覚以外の情報，服装や髪形，メガネ，歩き方などの顔以外の情報からは，人物を同定することができる。顔の動きはわかるため，表情を読み取ることはできる。知らない人の顔についての，異同，老若，男女などの判断ができるかどうかで，統覚型と連合型に分けることがある。病巣は，右側あるいは両側の紡錘状回を含む後頭側頭葉内側部とされる。

街並失認

よく知っている場所で道に迷う症状を地誌的見当識障害といい，高橋は視覚性失認の 1 つである街並失認と，視空間認知の障害の 1 つである道順障害（p.33 を参照）の 2 つに分類している[1]。

街並失認は，熟知している建物や風景などの街並に対する既知感が失われ，同定することができない病態である。その結果，建物や風景が道をたどるうえでの目印とならないため，道に迷う。ランドマーク失認とよぶこともある。病巣は，右の海馬傍回後部，舌状回前部とこれらに隣接する紡錘状回とされる。相貌失認と病巣が近く，合併することが多い。

● **街並失認と道順障害の鑑別**

	街並失認	道順障害
①熟知した街並（建物・風景）の同定	×	○
②建物の形態の認知・識別	○	○
③熟知した建物の外観の想起	○または×	○
④自宅内の見取り図 病院内の見取り図	○ ○または×	○または× ×
⑤熟知した地域内（一度に見えない範囲） ⅰ）建物の位置の想起 ⅱ）2 地点間の道順（方角）の想起	 ○ ○	 × ×

○：可　×：不可

〔高橋伸佳：視空間認知障害．江藤文夫，他（編）：高次脳機能障害のリハビリテーション Ver. 2（Clinical Rehabilitation 別冊）．医歯薬出版，26 - 32，2004〕

解答

1 ①顔，②視覚的，③紡錘状回，④後頭側頭葉内側部

2 ⑤街並，⑥ランドマーク，⑦相貌失認，⑧海馬傍回後部，⑨舌状回前部（⑧，⑨は順不同），⑩紡錘状回

1聴覚性失認について空欄を埋めなさい。

- 聴覚性失認とは，（ ① ）の障害がないにもかかわらず，聞こえた音の（ ② ）がわからなくなることである。
- サイレンや動物の鳴き声などの（ ③ ）に選択的な障害を生じたものを環境音失認あるいは，（ ④ ）という。
- 言語音に選択的な障害を生じたものを（ ⑤ ）という。聴覚的な言語理解に加え，（ ⑥ ）や（ ⑦ ）も困難となる。
- （ ⑤ ）は両側の（ ⑧ ）損傷や左（ ⑧ ）の損傷によって生じる。

2触覚性失認について空欄を埋めなさい。

- 触覚性失認とは，表在感覚や深部感覚などの（ ⑨ ）に障害がないにもかかわらず，触った対象が何であるかわからなくなることである。
- 素材弁別の障害や形態弁別の障害である（ ⑩ ）触覚性失認と，素材弁別や形態弁別は保持されているが触覚による認知が障害される（ ⑪ ）触覚性失認に分類される。
- 下部（ ⑫ ）の損傷により生じる。

MEMO

▶広義の聴覚性失認や純粋語聾では，自発話や音読，書字には障害がみられないことから，失語症とは区別される。

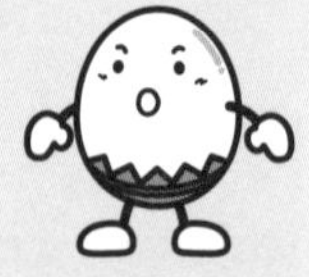

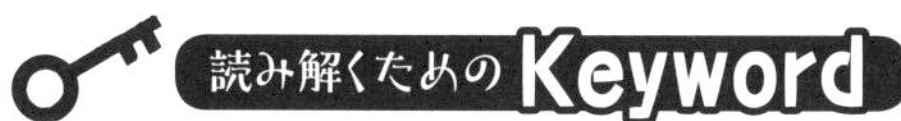

聴覚性失認

音は聞こえるが，聞こえる音の意味が理解できなくなる病態である。人が話す言葉（言語音）に限らず，鳥の鳴き声や電話の音などの非言語音（環境音や社会音）が理解できなくなるものを広義の聴覚性失認とよぶ。言語音には問題がないが，非言語音の理解ができなくなるものは，環境音失認（狭義の聴覚性失認）とよばれる。損傷部位は，両側の聴皮質の損傷，片側聴皮質と他側の聴放線あるいは内側膝状体損傷，両側聴放線損傷，内側膝状体損傷，脳室の拡大による聴皮質を含む大脳皮質の非薄化の 5 つのタイプに分けられるとされる[1)]。

純粋語聾

言語音のみが理解できず，環境音や社会音などの非言語音の理解には障害がみられない病態である。復唱や書き取りでは困難を示す一方で，文字理解や書字は良好である。小児例では，ランドウ・クレフナー症候群に伴って生じることが知られている。両側の側頭葉損傷によって生じることが多いが，左側頭葉の一側性損傷によっても生じることがある。

触覚性失認

体性感覚（表在感覚や深部感覚）に障害がないにもかかわらず，手で触った対象が何であるかわからなくなる病態である。視覚や聴覚といった触覚以外の感覚を介せば，何であるかはわかる。視覚失認と同様に，統覚型触覚性失認と連合型触覚性失認の 2 つに分類されることがある。前者は，素材弁別の障害や形態弁別の障害，後者は素材弁別と形態弁別は保持されるが触覚での認知が障害された状態である。下部頭頂葉の損傷により，対側の手に生じる。

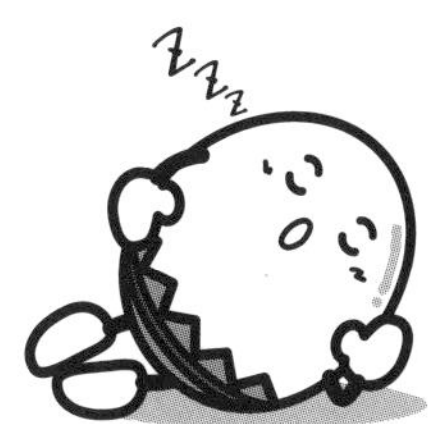

解答

1 ①聴力，②意味，③非言語音，④狭義の聴覚性失認，⑤純粋語聾，⑥復唱，⑦書き取り（⑥，⑦は順不同），⑧側頭葉

2 ⑨体性感覚，⑩統覚型，⑪連合型，⑫頭頂葉

3 高次脳機能障害の症状——⑧失認（5）

❶ゲルストマン症候群について空欄を埋めなさい。

- （　①　），（　②　），（　③　），（　④　）の４つの徴候からなる症候群である。
- （　①　）とは，自己や他者の指の（　⑤　）障害，口頭指示された指の（　⑥　）障害を示す。
- （　②　）とは，自己や他者の（　⑦　）が判別できなくなる病態である。
- 左頭頂葉の（　⑧　）および（　⑨　）下部付近の病巣が想定されている。

❷身体失認について空欄を埋めなさい。

- （　⑩　）性の身体失認には，左右障害，（　⑪　）失認がある。
- （　⑫　）性の身体失認には，片麻痺に対する（　⑬　）失認がある。

❸身体部位失認について空欄を埋めなさい。

- 全身の身体部位に生じる，身体部位の（　⑭　）や指示された部位の（　⑮　）ができない症状である。
- 症状が，（　⑯　）に限局的に出現したものが手指失認である。

❹片麻痺に対する病態失認について空欄を埋めなさい。

- 片麻痺に対する病態失認は，片麻痺患者が，自身の（　⑰　）の存在を否定したり，無視したりする症状をいう。
- （　⑱　）片麻痺に対してみられることが大半であり，（　⑲　）の広範な損傷で生じることが多い。
- （　⑳　）とは，麻痺肢に対し，妄想や作話などが生じる症状である。

MEMO

▶必ずしも，４徴候がそろわないことがある。

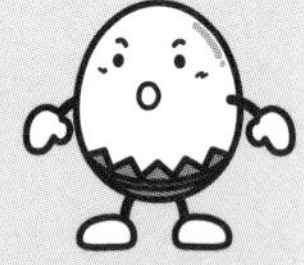

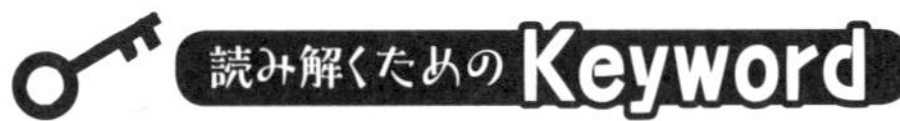

読み解くためのKeyword

ゲルストマン症候群

手指失認，左右障害，失算，失書の４徴候からなる症候群のことである。手指失認とは，自己や他者の指の呼称障害，口頭指示された指の選択障害である。左右障害とは，自己や他者の左右が判別できなくなる。右手で左耳を触るといった，やや複雑課題になると顕著となることが知られている。失算は計算能力の障害で，失書は書字能力の障害である。４徴候は必ずしもそろわないことがある。病巣は，左頭頂葉の角回および上頭頂小葉下部付近とされる。

身体失認

両側性のものと半側性のものがある。前者には左右障害，身体部位失認が含まれ，後者には片麻痺に対する病態失認が含まれる。

身体部位失認

全身の身体部位に生じ，身体部位の呼称や指示された部位の選択ができない。病巣は左頭頂葉とされる。症状が，手指に限局的に出現したものが手指失認である。

病態失認

広義には，自己の病態に気づかない状態とされ，皮質盲や皮質聾に対する病態失認はアントン症候群とよばれる。また，狭義には片麻痺に対する否認や無関心をいう。右頭頂葉の広範な損傷で生じることが多く，左片麻痺に対してみられる。急性期に生じ，持続するものは少ない。また，麻痺肢に対し「先生の手」や「私の赤ちゃん」などの妄想や作話などがみられる場合があり，これを身体パラフレニアという。

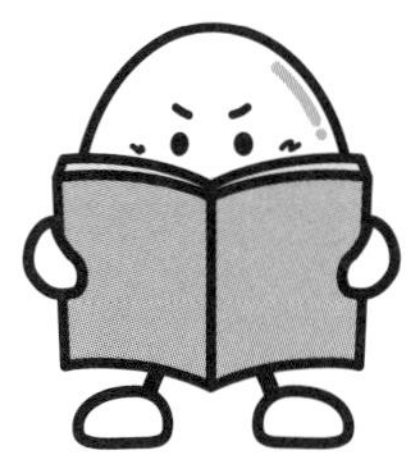

解答

1 ①手指失認，②左右障害，③失算，④失書（③，④は順不同），⑤呼称，⑥選択，⑦左右，⑧角回，⑨上頭頂小葉

2 ⑩両側，⑪身体部位，⑫半側，⑬病態

3 ⑭呼称，⑮選択，⑯手指

4 ⑰片麻痺，⑱左，⑲右頭頂葉，⑳身体パラフレニア

3 高次脳機能障害の症状——⑨視空間障害

1 半側空間無視について空欄を埋めなさい。

- 大脳の損傷半球とは（　①　）の空間における対象を（　②　）できなくなる症状である。左右どちらの半球損傷でも生じるが，（　③　）半球損傷による（　④　）半側空間の無視が多く，症状は持続し，重度であるとされる。
- 無視が生じる半側の空間は，（　⑤　）の正中を基準とした無視［（　⑥　）の無視］のこともあれば，（　⑦　）の正中を基準とした無視［（　⑧　）の無視］のこともあり，課題や状況により変化する。
- 病巣は，右半球の（　⑨　）・（　⑩　）・（　⑪　）葉結合部のほか，前頭葉や後頭葉，視床などの（　⑫　）などさまざまである。
- 発現メカニズムとしては，空間性注意の右側への強い偏りによって生じるとする（　⑬　）説，脳内の表象の左側が障害されたために生じるとする（　⑭　）説があるが，（　⑬　）説が有力とされている。

2 道順障害について空欄を埋めなさい。

- 熟知した地域内で，ある地点からほかの地点への（　⑮　）（方角）の想起障害である。
- 街並失認と異なり，（　⑯　）や風景の認知はできる。
- 自宅や自宅周囲などの（　⑰　）の場所にも，始めて訪れる病棟内などの（　⑱　）の場所のどちらについても生じる。

3 バリント症候群について空欄を埋めなさい。

- バリント症候群とは（　⑲　），（　⑳　），（　㉑　）の３徴候からなる症候群である。
- （　⑲　）とは，視線が１つの方向や対象物に（　㉒　）し，ほかの方向や対象物への自発的な（　㉓　）の移動や（　㉔　）ができなくなる症状である。
- （　⑳　）とは，１つの対象物を（　㉔　）すると，その周囲にあるほかの対象物に注意が向かなくなる症状である。
- （　㉑　）とは，（　㉔　）した対象を手でつかみ損ねる症状である。

4 構成障害について空欄を埋めなさい。

- 著しい要素的な（　㉕　）や（　㉖　）が原因とは考えられない，（　㉗　）的な課題に現れる障害である。
- 左右どちらの半球の損傷によっても生じるが，その質は異なるとされる。左半球損傷では，細部の欠如や絵の（　㉘　）がみられる一方で，右半球損傷では（　㉙　）の影響がみられる。

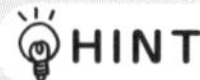

▶視覚失調では注視した対象のつかみ損ねが生じる。一方，周辺視野でのつかみ損ねが生じる症状を，視覚性運動失調という。

MEMO

▶以前は構成失行の用語が使われていたが，視覚認知の障害や半側空間無視，注意の障害なども影響することから，構成障害の用語が用いられるようになった。

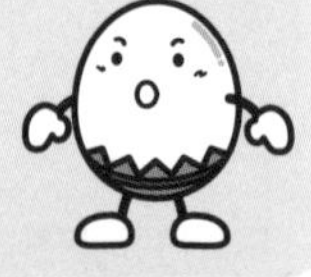

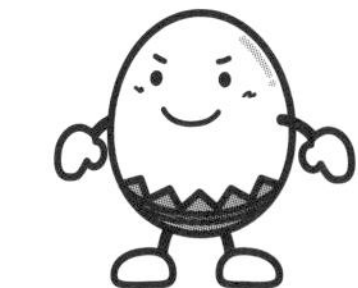

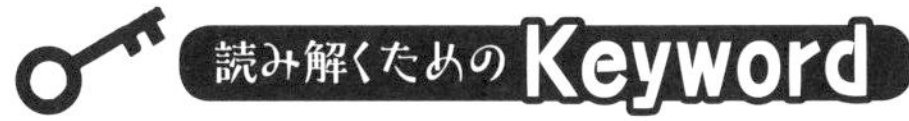

半側空間無視

大脳半球の損傷側と反対側に提示された刺激を報告すること，刺激に反応すること，刺激の方向を向くことが障害される病態である[1)]。つまり，損傷半球とは反対側の空間における対象を認識できなくなる。左右どちらの半球損傷でも生じるが，右半球損傷による左半側空間の無視が多く，症状は持続し，重度であるとされる。左半側空間無視では，日常生活において，左側の壁や物にぶつかる，左側の食事を残すなどの症状がみられる。無視される半側の空間は，体幹の正中を基準とする場合（自己身体中心の無視）と物体の正中を基準とする場合（物体中心の無視）がある。右半球の側頭・頭頂・後頭葉結合部のほか，前頭葉や後頭葉，視床などの大脳基底核などさまざまな部位の損傷で生じる。発現メカニズムとしては，空間性注意の右側への強い偏りによって生じるとする空間性注意障害説が有力とされている。そのほかに，脳内表象の左側が障害されたために生じるとする表象障害説がある。

道順障害

熟知した地域内で，ある地点からほかの地点への道順（方角）の想起障害である。目印となる建物や風景はわかるが，それに基づいてどちらの方向に進んでよいのかわからず，道に迷う病態である。旧知の場所についても，新規の場所についても生じる。また，よく知っている場所の地図を描くことや，地図上での場所を示すことができない。脳梁膨大後部から頭頂葉内側部が重視されている。

バリント症候群

精神性注視麻痺，視覚性注意障害，視覚失調の 3 徴候からなる症候群で，Bálint（バリント）が最初に報告した。精神性注視麻痺とは，視線が 1 つの方向や対象物に固着し，ほかの方向や対象物への自発的な視線の移動や注視ができなくなる症状である。一方で，指示に従っての視線の移動は容易である。視覚性注意障害とは，1 つの対象物を注視すると，その周囲にあるほかの対象物に注意が向かなくなる症状である。視覚失調とは，注視した対象を手でつかみ損ねる症状である。病巣は，両側の頭頂後頭領域が典型的である。

構成障害

著しい要素的な視覚障害や運動障害が原因とは考えられない，構成的な課題に現れる障害である[2)]。右半球と左半球どちらの損傷でも生じ，前方病変でも後方病変でも報告されている。左半球損傷患者と右半球損傷患者では，症状が質的に異なるとされる。右半球損傷では，左半側空間無視の影響が大きくみられる。左半球損傷では，細部の欠如や絵の単純化がみられる。半側空間無視と知的機能の低下の構成障害への影響は大きい。

解答

1 ①反対側，②認識，③右，④左，⑤体幹，⑥自己身体中心，⑦物体，⑧物体中心，⑨側頭，⑩頭頂，⑪後頭（⑨，⑩，⑪は順不同），⑫大脳基底核，⑬空間性注意障害，⑭表象障害

2 ⑮道順，⑯建物，⑰旧知，⑱新規

3 ⑲精神性注視麻痺，⑳視覚性注意障害，㉑視覚失調，㉒固着，㉓視線，㉔注視

4 ㉕視覚障害，㉖運動障害（㉕，㉖は順不同），㉗構成，㉘単純化，㉙左半側空間無視

3 高次脳機能障害の症状――⑩記憶障害（1）

❶記憶について空欄を埋めなさい。

- 記憶とは「新しい経験が（　①　）され，その経験が意識や行為のなかに（　②　）されること」と定義される。記憶は，新しい情報を覚える（　③　），情報を持ち続ける（　④　），必要時に情報を取り出す（　⑤　）の３つの過程を含む。記憶は保持時間や情報の種類により分類されている。
- 保持時間による分類では，（　⑥　）記憶は，保持時間が数秒から１分以内程度であり，容量に限界がある。（　⑦　）記憶は，（　⑥　）記憶より長く保持する記憶であり，容量も大きい。
- 情報の種類による分類では，長期記憶は（　⑧　）と（　⑨　）に分けられる。（　⑧　）は，出来事に関する（　⑩　）と，知識にあたる（　⑪　）に分けられる。（　⑨　）には，自転車の乗り方などの技能の記憶である（　⑫　），（　⑬　），古典的条件付けが含まれる。
- そのほかに，（　⑭　）による分類である言語性記憶と視覚性記憶などがある。
- 将来における予定についての記憶を（　⑮　）とよぶ。
- 作業を遂行するために一時的に情報を保持する記憶のことを（　⑯　）という。Baddeley（バドリー）のモデルでは，（　⑰　），（　⑱　），エピソードバッファおよび，これら３つの下位システムを制御する（　⑲　）から構成されている。

HINT

▶心理学と臨床神経学では，用語が異なる。

MEMO

▶記憶における記銘，保持，想起の３つの過程は，情報処理の用語を当てはめ，それぞれ符号化，貯蔵，検索と呼ばれることも多い。

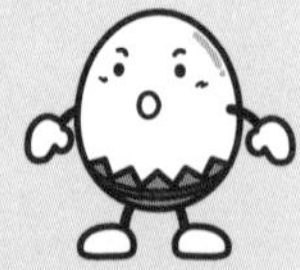

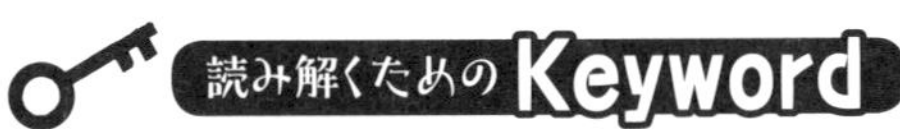

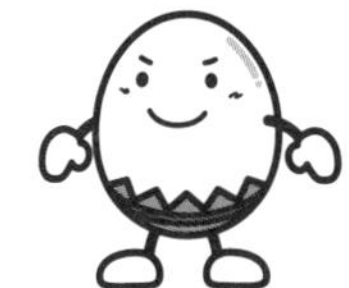

記憶

山鳥は，記憶について「新しい経験が保存され，その経験が意識や行為のなかに再生されること」[1]と述べている。また，保存された内容を記憶とよぶこともある。記憶は３つの過程，記銘（新しい情報を覚える），保持（情報を持ち続ける），想起（必要時に情報を取り出す）で構成される。想起には再生（経験した内容をそのまま再現する）と再認（問われたものが経験したことであるかを判断する）の２種類がある。

記憶の分類

心理学では保持時間により，短期記憶と長期記憶に分ける。短期記憶は，保持時間が数秒から１分以内程度の記憶で，保持できる容量に限りがあるとされる。長期記憶は，短期記憶より保持時間が長く，容量も大きいとされる。臨床神経学では，即時記憶，近時記憶，遠隔記憶に分ける。即時記憶は記銘後すぐに再生させるもので，再生までの間に干渉を挟まない。近時記憶は即時記憶より保持時間の長い記憶であるが，記銘から再生までの時間間隔についてははっきりした定義はない（数分から数日）。遠隔記憶は近時記憶よりもさらに保持時間の長い記憶であるが，この記憶の保持時間についても定義はない[2]。

長期記憶は情報により，記憶内容を言葉により説明できる陳述記憶と，説明ができない非陳述記憶に大別される。陳述記憶は，エピソード記憶（個人の体験した出来事の記憶）と，意味記憶（言葉の意味，概念などのいわゆる知識）に分けられる。非陳述記憶には，手続き記憶（運動性技能，知覚性技能，認知性技能），プライミング，古典的条件付けが含まれる。

そのほかに，記憶材料から言語性記憶と視覚性記憶に分けることがある。一方が保たれている場合があり，その際には支援の有効なヒントとなる。

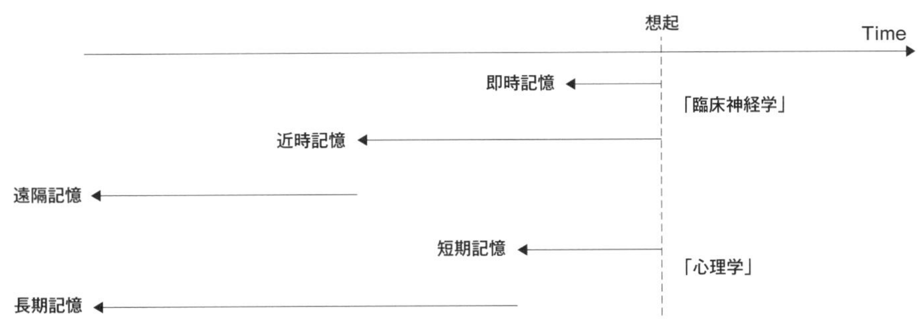

● **臨床神経学と心理学における用語の時間的関係**
〔藤井俊勝：記憶とその障害．高次脳機能研究 30：19 - 24，2010〕

展望記憶

すでに起こった内容についての記憶は回想記憶とよばれる。一方で未来や予定についての記憶は展望記憶とよばれる。時間をきっかけとして思い出す時間依存性展望記憶と出来事をきっかけとする事象依存性展望記憶に分けられる。遂行機能と密接な関係があるとされる。

ワーキングメモリー

Baddeleyによると，言語理解や学習，推論などの複雑な認知作業を行うときに，必要な情報を一時的に保持し，その情報に操作を加えるシステムと定義される[3]。容量に限りがあり，保持時間も短い。聴覚言語的な情報を扱う音韻ループ，視覚的空間的な情報を扱う視空間スケッチパッド，エピソード情報を扱うエピソードバッファおよび，これら３つの下位システムを制御する中央実行系から構成されている。

解答

1 ①保存，②再生，③記銘，④保持，⑤想起，⑥短期，⑦長期，⑧陳述記憶，⑨非陳述記憶，⑩エピソード記憶，⑪意味記憶，⑫手続き記憶，⑬プライミング（⑫，⑬は順不同），⑭記憶材料，⑮展望記憶，⑯ワーキングメモリー，⑰音韻ループ，⑱視空間スケッチパッド（⑰，⑱は順不同），⑲中央実行系

3 高次脳機能障害の症状――⑪記憶障害（2）

1 記憶障害について空欄を埋めなさい。

- （　①　）記憶の障害を健忘とよび，発症後の出来事に対する健忘を（　②　）とよぶ。一方，発症前の出来事に対する健忘を（　③　）とよぶ。
- 健忘を中核とする症候群は（　④　）とよばれ，（　⑤　），（　⑥　），（　⑦　）が損傷部位として報告されている。
- （　⑥　）では，アルコールの過剰摂取によるビタミン B_1 欠乏症が原因で生じる（　⑧　）症候群が代表的である。
- （　⑦　）の損傷では，個々の情報の記憶はできるが，（　⑨　）や時間的配列に困難さがみられる特徴がある。
- （　⑩　）とは，実際には体験していない記憶が誤って再生されることをいう。記憶の空白を自動的に別の情報で埋めてしまう（　⑪　）と，内容が現実から大きく逸脱する（　⑫　）に分けられる。
- （　⑬　）とは，過去の出来事を誤った文脈に当てはめて再生することをいう。
- 意味性認知症（semantic dementia）は，（　⑭　）の障害を主体とする。（　⑮　）や脊髄小脳変性症では，手続き記憶の障害がみられることがある。

MEMO

▶脳損傷の重症度の目安になるとされる外傷後健忘は，脳損傷の受傷時から受傷以降のエピソードを思い出せるようになるまでの期間をさす。

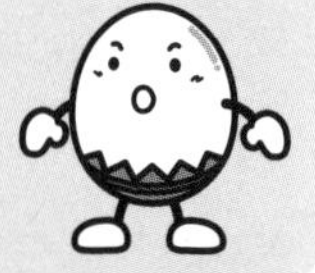

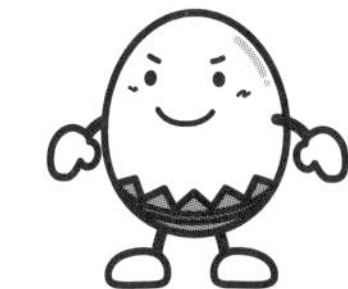

読み解くための Keyword

健忘

エピソード記憶の障害を健忘とよぶ。健忘は，障害が起きた時点を基準に分けられる。前向健忘とは，障害が起きたあとの出来事に対する健忘であり，つまり新しいことが覚えられない。逆向健忘とは，障害が起きた時点より前の出来事に対する健忘であり，つまり古いことを思い出せない。一般に，障害が起きた時点に近い出来事よりも，古い出来事のほうが再生されやすく，これは時間的勾配とよばれる。エピソード記憶は，自身の経験についての記憶である自伝的記憶と，世の中の有名な出来事に対する記憶である社会的出来事の記憶に分けられる。症例によっては，自伝的記憶と社会的出来事の記憶の再生に差が生じることがある。

健忘症候群

健忘を中核とする症候群のことである。一般に，純粋な健忘症候群では，前向健忘と逆向健忘を生じるが，即時記憶や知的機能は正常とされる。

健忘症候群は，内側側頭葉，間脳，前脳基底部の損傷で生じる。間脳の損傷は，アルコールの過剰摂取によるビタミン B_1 欠乏症が原因で生じるコルサコフ症候群が代表的である。見当識障害や作話，病識の欠如が特徴である。前脳基底部の損傷では，個々の情報の記憶はよいが，情報の関連付けや時間的配列に困難さがみられるなど，内側側頭葉や間脳の損傷とは異なる特徴がある[1)]。自発的な空想作話もみられる。

そのほかに，一過性全健忘がある。明らかな誘因がなく，前向健忘，逆向健忘が生じるもので，通常 24 時間以内に消失する。

作話

実際には体験していない記憶が誤って再生されることを作話という。作話は，当惑作話と空想作話に分けられる。当惑作話は，尋ねられたことについて記憶がないときに，その空白を自動的に別の情報で埋めてしまうものである。空想作話は，内容が現実から大きく逸脱するものである。

記憶錯誤

過去の出来事を誤った文脈に当てはめて再生することをいう。実際には 1 つしかない事物や人物，場所などがもう 1 つ存在すると主張する症候は，重複記憶錯誤とよばれる。

そのほかの記憶障害

意味性認知症（semantic dementia）では，脳の側頭葉前方部の限局性萎縮に伴い，言語や物品などさまざまな対象に対する意味記憶障害が出現することが知られている。また，手続き記憶の障害を呈する病態としては，パーキンソン病などの大脳基底核疾患や，脊髄小脳変性症などの小脳疾患がある。

解答

1 ①エピソード，②前向健忘，③逆向健忘，④健忘症候群，⑤内側側頭葉，⑥間脳，⑦前脳基底部，⑧コルサコフ，⑨情報の関連付け，⑩作話，⑪当惑作話，⑫空想作話，⑬記憶錯誤，⑭意味記憶，⑮パーキンソン病

3 高次脳機能障害の症状――⑫注意障害

1 注意機能と注意障害について空欄を埋めなさい。

- 注意機能は，認知機能の基盤であり，（　①　），（　②　），（　③　），（　④　），の 4 つの要素に分けられる。
- （　①　）性注意は，複数の刺激のなかから（　⑤　）の刺激に焦点をあてる機能である。（　①　）性注意の障害では，注意が散漫となる。
- （　②　）性注意は，ある一定の時間，注意の（　⑥　）を保ち続ける機能である。（　②　）性注意の障害では，集中力が続かない，行動が断片的になるなどが生じる。
- （　③　）性注意は，状況に応じて，ある刺激から別の刺激に注意を（　⑦　）機能である。（　③　）性注意の障害では，1 つの作業に集中してしまい，状況に応じて別の作業に切り替えられない，同じ行為を繰り返すなどが生じる。
- （　④　）性注意は，いくつかの刺激に（　⑧　）に注意を向ける機能であり，ほかの機能よりも（　⑨　）である。（　④　）性注意の障害では，同時に 2 つ以上の作業を行うことができなくなる。

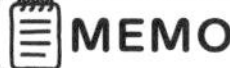

▶注意機能は，全般性注意と方向性注意に分けられる。注意障害とは，通常，全般性注意の障害をさす。方向性注意の障害では，半側空間無視が生じる。

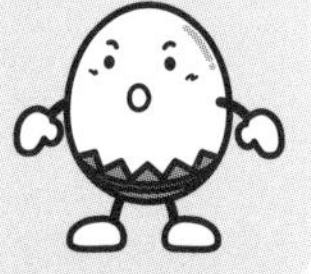

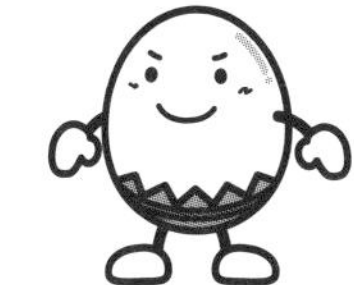

読み解くための Keyword

注意機能および注意障害

注意機能とは，「ある特定の標的を選択的，優先的に認識，処理，応答し，ほかの刺激に対する処理を抑制する機能」とされる[1)]。注意機能はほかの認知機能の基盤となる機能であることから，その障害は日常生活へさまざまな影響を与える。注意機能は，全般性注意と方向性注意に分類される。前者の障害で全般性注意障害，いわゆる注意障害が生じる。一方で，後者の障害では半側空間無視が生じる。注意機能は「選択」,「持続」,「転換」,「分配」の 4 つの構成要素からなる。

選択性注意とその障害

選択性注意とは，複数の刺激のなかから 1 つの刺激に焦点をあてる機能である。注意機能の中心である。不要な刺激を抑制する必要がある。そのため，選択性注意の障害では，関係のない刺激に反応してしまい，注意が散漫となる。

持続性注意とその障害

持続性注意とは，ある一定の時間，注意の強さを保ち続ける機能である。行動の目標が維持されることの基盤となる。持続性注意の障害では，集中力が続かず，次々と注意が移ってしまうため，行動が断片的になるなどが生じる。

転換性注意とその障害

転換性注意とは，状況に応じて，ある刺激から別の刺激に注意を切り換える機能である。たとえば，パソコン作業中に電話が掛かってきた場合に，作業を中断し電話に応対することである。転換性注意の障害では，ずっと 1 つの作業に注意が向いてしまう。そのため，状況に応じて別の作業に注意を切り替えられない，同じ行為を繰り返すなどが生じる。

分配性注意とその障害

分配性注意は，いくつかの刺激に同時に注意を向ける機能で，ほかの機能よりも複雑であると考えられている。たとえば，パソコン作業中に掛かってきた電話に，作業を続けながら応対することである。分配性注意の障害では，同時に 2 つ以上の作業を行うことができなくなる。

解答

1 ①選択，②持続，③転換，④分配，⑤ 1 つ，⑥強さ，⑦切り換える，⑧同時，⑨複雑

1 遂行機能障害について空欄を埋めなさい。

- 遂行機能とは，人が（　①　）的，（　②　）的，創造的な活動を行うのに必要な機能である。
- 遂行機能は，種々の機能から成り立つ包括的な機能で，（　③　），（　④　），（　⑤　），（　⑥　），（　⑦　）などを含む。
- Lezak（レザック）は遂行機能について，「（　⑧　）」，「（　⑨　）」，「（　⑩　）」，「（　⑪　）」の4つの段階から構成されるとしている。
- 「（　⑧　）」の障害では，自分で（　⑫　）を立てて物事を実行することができなかったり，人に（　⑬　）してもらわないと何もできなかったりする。
- 「（　⑨　）」の障害では，（　⑭　）がつけられない，行き当たりばったりの行動をとる。
- 「（　⑩　）」ことの障害では，行動の（　⑮　）が失われ，衝動的な行動をとってしまう。
- 「（　⑪　）」ことの障害では，行動が中断する，社会的に（　⑯　）な行動に至ってしまうなどが生じる。
- 遂行機能障害は，前頭葉の特に（　⑰　）を中心とした脳損傷により出現する。

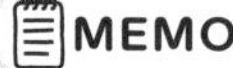

▶遂行機能障害では，入院などの単調で受動的な生活では問題がなくても，退院後の社会生活に適応できず，問題が明らかになることがある。

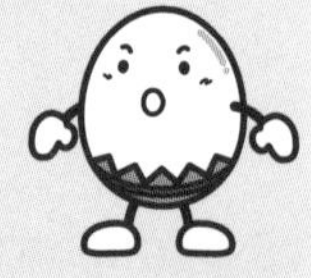

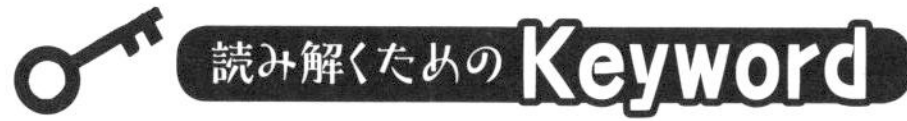

遂行機能

遂行機能は，実行機能ともよばれ，人が社会的，自立的，創造的な活動を行うのに必要な機能である。料理を作る，旅行の計画を立てるなど日常生活におけるさまざまな活動を適切に行ううえで欠かせない機能である。遂行機能は，種々の機能から成り立つ包括的な機能である[1]。それらは，流暢性（ある基準にしたがって，情報を素早くかつ多く表出する機能），セットの転換（1 つの考え方からほかの考え方に転換できる機能），選択的注意（適切な対象に注意を向ける機能），概念形成（個々の事物を抽象化して，特徴をもとに一括化する機能），意思決定（目標達成のために複数の選択肢のなかから最適なものを選ぶ機能）などである。また，記憶や言語などの要素的な機能より上位に立つと考えられる。前頭葉の前頭前野が役割を担っており，セットの転換は背外側部，意思決定は腹内側部など，より細かな部位との対応が明らかになってきている。

遂行機能障害

Lezak は遂行機能について，「目標の設定」，「計画の立案」，「目標に向かって計画を実際に行う」，「効果的に行動を行う」の 4 つの段階からなると想定している[2]。「目標の設定」とは，動機と意図を持って，状況を把握し目標を明確にすることである。これから何をしたいかを思考する能力が必要となる。これが障害されると，目標が立てられない，人に指示されないとできないなどの症状を呈する。「計画の立案」とは，目標を達成するための段階や方法を考え，現状に照らし合わせて選択し，具体的に計画を立案することである。この障害では，優先順位がつけられず，非効率的・非現実的な計画を立てたり，衝動的な行動をとったり，決まりきった行動をとったりする。「目標に向かって計画を実際に行う」とは，計画した行動を順序よく実行することである。行動を維持し，転換し，中止する能力も必要となる。この障害では，順序よく進まない，行動の一貫性が失われる，衝動的な行動をとるなどが生じる。「効果的に行動を行う」とは，自分の行動を監視して行動を制御し，臨機応変に自己修正することである。行動の進捗状況を把握する能力も必要となる。この障害では，行動が中断する，社会的に不適切な行動に至ってしまうなどが生じる。遂行機能障害は，前頭葉の特に前頭前野を中心とした脳損傷により出現する[3]。また，前頭前野内の部位により役割は異なっている。

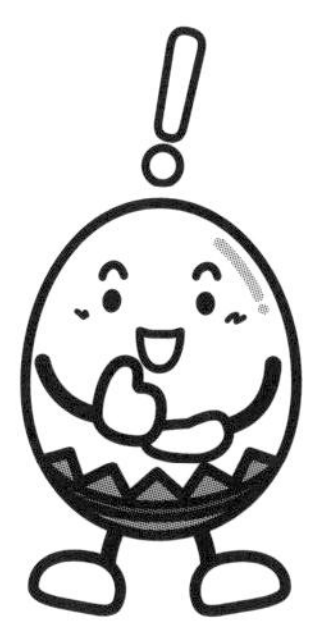

解答

1 ①社会，②自立（①，②は順不同），③流暢性，④セットの転換，⑤選択的注意，⑥概念形成，⑦意思決定（③～⑦は順不同），⑧目標の設定，⑨計画の立案，⑩目標に向かって計画を実際に行う，⑪効果的に行動を行う，⑫計画，⑬指示，⑭優先順位，⑮一貫性，⑯不適切，⑰前頭前野

3 高次脳機能障害の症状――⑭社会的行動障害

1 社会的行動障害について空欄を埋めなさい。

- 環境や状況に合わせて，（　①　）や（　②　）を適切にコントロールすることができなくなった状態である。このため，（　③　）にも支障を及ぼし，社会に適応していけなくなることもある。

2 社会的行動障害の症状について空欄を埋めなさい。

- 具体的な症状としては，（　④　）の低下，（　⑤　）コントロールの障害，（　⑥　）の障害，（　⑦　）的行動，固執などがある。
- （　④　）の低下では，（　⑧　）や（　⑨　）の低下により，ぼんやり過ごしてしまう。
- （　⑤　）コントロールの障害では，急に怒り出すなど（　⑩　）のコントロールが難しく，自身ではコントロールできない。
- （　⑥　）の障害では，相手の気持ちを理解する，場に（　⑪　）行動を取ること，抽象的なことを理解することなど，（　⑫　）的なスキルの低下をきたす。
- （　⑦　）的行動では，自身でできることも他者に頼りがちになる，（　⑬　）などを示す。
- 固執では，（　⑭　）が強くなり，容易に切り替えられなくなる。

MEMO

▶社会的行動障害は，脳損傷により直接的に引き起こされる場合と，記憶障害や注意障害，遂行機能障害などにより２次的に引き起こされる場合がある。

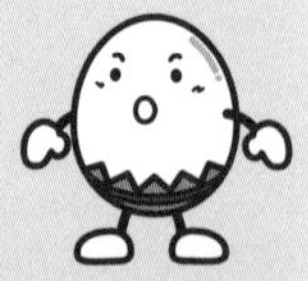

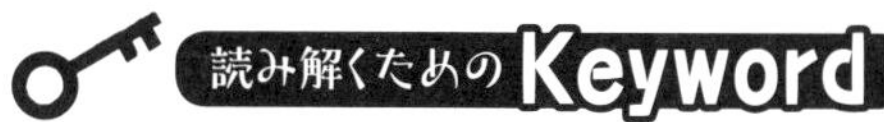

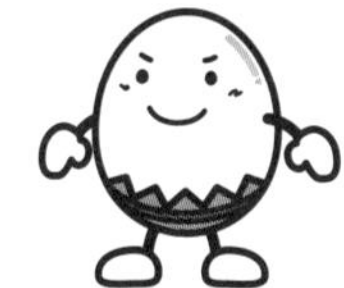

社会的行動障害

高次脳機能障害の行政的な定義にあげられる症状の 1 つであり，環境や状況にあわせて，自身の行動や感情を適切にコントロールすることができなくなった状態のことをいう。脳損傷により直接的に引き起こされることもあれば，注意障害や記憶障害などの主要症状による日常生活や社会生活の困難さから 2 次的に引き起こされることもある。社会的行動障害は，対人関係にも支障を及ぼし，社会に適応していけなくなることもある。高次脳機能障害に伴うそれ以外の主要症状以上に，脳損傷患者および介護者の生活に多大な困難をもたらすことも多い[1)]。

社会的行動障害の症状

「高次脳機能障害者の支援の手引き」[2)]では，具体的な症状として，意欲発動性の低下，情動コントロールの障害，対人関係の障害，依存的行動，固執などがあげられている。各症状は次のとおりである。

・意欲発動性の低下：無気力で自発的な活動に乏しく，運動障害を原因としていないが，一日中ベッドから離れないなどの無為な生活を送る。

・情動コントロールの障害：最初のいらいらした気分が徐々に過剰な感情的反応や攻撃的行動にエスカレートし，いちど始まると患者はこの行動をコントロールすることができない。自己の障害を認めず訓練を頑固に拒否する。突然興奮して大声で怒鳴り散らす。暴力や性的行為などの反社会的行為がみられる。

・対人関係の障害：社会的スキルは認知能力と言語能力の下位機能と考えることができる。高次脳機能障害者における社会的スキルの低下には，急な話題転換，過度に親密で脱抑制的な発言および接近行動，相手の発言の復唱，文字面に従った思考，皮肉・風刺・抽象的な指示対象の認知が困難，さまざまな話題を生み出すことの困難，場に適した行動を取ることの困難などが含まれる。

・依存的行動：脳損傷後に人格機能が低下し，退行を示す。この場合には発動性の低下を同時に呈していることが多い。これらの結果として依存的な生活を送る。

・固執：生活上のあらゆる問題を解決していくうえで，手順が確立していて，習慣通りに行動すればうまく済ませることができるが，遂行機能障害の結果として新たな問題には対応できない。そのような際に高次脳機能障害者には認知ないし行動の転換の障害が生じ，従前の行動が再び出現し（保続），固着する。具体的には一つのものごとに強くこだわる。意見を変えない，同じことを続けるなどが生じる。

解答

1 ①行動，②感情(①，②は順不同)，③対人関係

2 ④意欲発動性，⑤情動，⑥対人関係，⑦依存，⑧無気力，⑨自発性，⑩感情，⑪適した，⑫社会，⑬退行，⑭こだわり

1 半球離断症候群について空欄を埋めなさい。

- 左右の大脳半球を結ぶ（　①　）の損傷により生じる。
- 左半球機能の伝達障害として，指示された動作を右手では行えるが左手では行えない（　②　），右手では行える書字が左手では行えない（　③　），左手の触覚性呼称障害などがある。
- 右半球機能の伝達障害として，構成行為が左手ではできるが右手ではできない（　④　），右手での反応だけに左半側空間無視が生じる（　⑤　）がある。
- 左右半球間の抑制経路の破綻によって出現する障害として，右手の随意運動に対し，左手が拮抗する動作あるいはまったく無関係な動作が起こる（　⑥　）がある。

MEMO

▶半球離断症候群は，脳梁離断症候群ともいい，脳梁の部分的な損傷では，一部の半球（脳梁）離断症状がみられる。

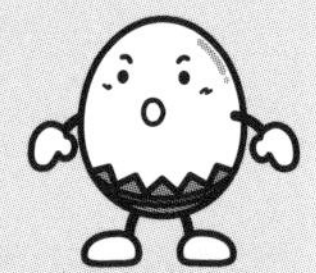

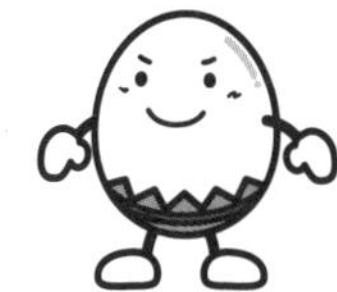

読み解くための Keyword

半球離断症候群

脳梁は左右の大脳半球を連絡する最大の線維束である。前方から脳梁吻，脳梁膝，脳梁幹あるいは脳梁体部，脳梁膨大に分けられる。それぞれ，左右の大脳半球の前頭前野，前頭葉，頭頂葉，後頭葉を連絡している。この脳梁の損傷により生じる症状を半球離断症候群という。これらは，左右対称の情報伝達障害，左半球機能の伝達障害，右半球機能の伝達障害，左右半球間の抑制経路の破綻によって出現する障害，左右の協調・制御の障害，その他に分類される[1)]。通常，左半球は言語や行為に関する情報処理を担っている。このため，右半球に入力された情報に対する言語処理を行うには，情報が左半球に伝達されなければならない。また，左手が行為を行う場合，行為の遂行に必要な情報は，左手の運動を支配している右半球に伝達されなければならない。このため，脳梁が離断されると，左視野，左耳，左手などが関与する言語や行為の反応に障害を生じる。一方で，右半球は視空間認知や構成に関して有意であり，脳梁が離断されると左半球が支配する右手の反応に障害を生じる。

● 半球離断によって生じる主な症状

● 左右対称の情報伝達障害
感覚情報の異同判断障害
感覚情報の転移障害

● 左半球機能の伝達障害
左手の失行
左手の失書
左手の触覚性呼称障害・触覚性失読
左視野の呼称障害・失読
左耳の言語音消去

● 右半球機能の伝達障害
右手の構成障害
右手の半側空間無視

● 左右半球間の抑制経路の破綻によって出現する障害
拮抗失行
道具の強迫的使用

● 左右の協調・制御の障害
左右手の協調運動障害

● その他
意図の拮抗

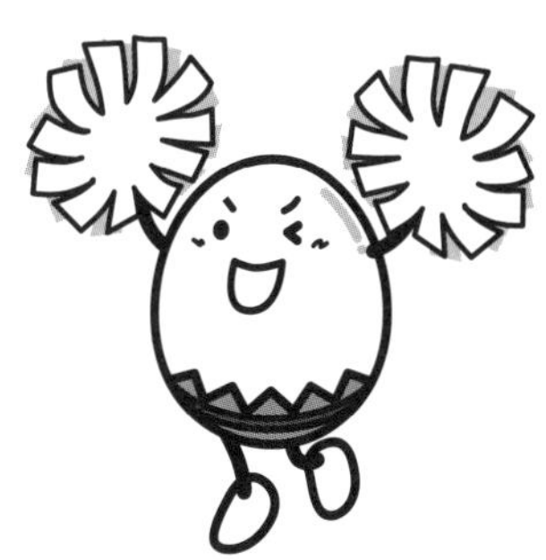

解答

1 ①脳梁，②左手の失行，③左手の失書，④右手の構成障害，⑤右手の半側空間無視，⑥拮抗失行

1 認知症について空欄を埋めなさい。

- 認知症とは，いったん（ ① ）に発達した種々の（ ② ）が，脳の（ ③ ）や脳血管障害により，（ ④ ）に障害されることで，（ ⑤ ）生活や（ ⑥ ）生活に支障をきたしている状態である。
- 代表的な診断基準として，世界保健機関（World Health Organization：WHO）による国際疾病分類第10版「（ ⑦ ）」やアメリカ精神医学会による精神疾患の診断・統計マニュアル第5版「（ ⑧ ）」がある。
- 認知症と区別すべき病態としては，加齢による生理的健忘，（ ⑨ ），（ ⑩ ），（ ⑪ ），（ ⑫ ）などがある。
- 認知症の症状は，中核症状である（ ② ）の障害と，それに続発あるいは併発する周辺症状である（ ⑬ ）（Behavioral and Psychological Symptoms of Dementia：BPSD）に分類される。
- BPSDにおける行動症状としては，（ ⑭ ）・暴力，（ ⑮ ），（ ⑯ ），逸脱行動などがある。心理症状としては，（ ⑰ ），（ ⑱ ），（ ⑲ ），抑うつ気分，アパシーなどがある。
- 脳の神経変性疾患による認知症としては，（ ⑳ ），（ ㉑ ），（ ㉒ ）があり，脳血管障害による認知症としては血管性認知症がある。

MEMO

▶「認知症」は，以前は「痴呆」とよばれていた。2004年に厚生労働省は『痴呆に替わる用語に関する検討会』を設け，行政用語として「痴呆」から「認知症」へと変更を行った。現在では，学術用語としても一般的な用語としても定着している。

MEMO

▶ BPSDは夕刻に出現することや増悪することが多く，「夕暮れ症候群」とよばれる。

MEMO

▶アルツハイマー病では，アミロイドβ蛋白からなる老人斑，多雨蛋白を主成分とする神経原線維変化などの病理学的所見がみられる。レビー小体型認知症では，大脳と脳幹の神経細胞脱落とレビー小体の出現がみられる。

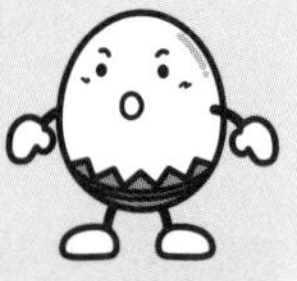

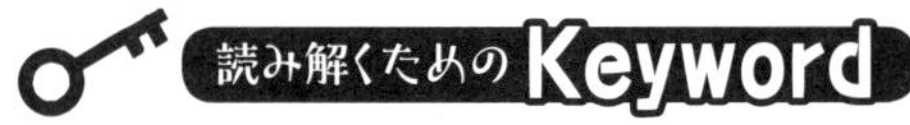

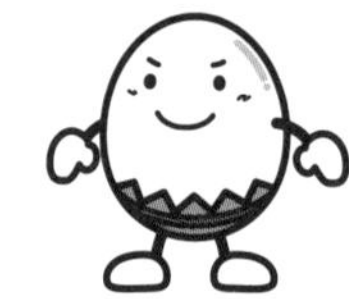

認知症の定義，診断

認知症とは，いったん正常に発達した種々の認知機能が，脳の変性疾患や脳血管障害により持続的に障害されることで，日常生活や社会生活に支障をきたしている状態である。代表的な認知症の診断基準としては，世界保健機関（World Health Organization：WHO）による国際疾病分類第 10 版（International Classification of Diseases and Health Problems 10th Revision：ICD-10）や，アメリカ精神医学会による精神疾患の診断・統計マニュアル第 5 版（Diagnostic and Statistical Manual of Mental Disorders 5th Edition：DSM-5）がある。近年では，認知機能の低下について，記憶障害は必須条件ではなく，早期には記憶が保たれるタイプの認知症も診断できるようになっている。認知症をきたす疾患はさまざまであるが，神経変性疾患によるものとしてアルツハイマー病，レビー小体型認知症，前頭側頭葉変性症が，脳血管疾患によるものとして血管性認知症が代表的である。前頭側頭葉変性症は，前頭側頭型認知症，意味性認知症，進行性非流暢性失語に分けられる。日本神経学会は「認知症疾患治療ガイドライン 2017」[1] において，認知症と区別すべき病態として，加齢に伴う生理的健忘，せん妄，うつ病，精神遅滞，統合失調症をあげている。特に，せん妄は一過性，可逆性の意識障害で認知症とは異なるが，合併することも多い。

認知症の症状

認知症の症状は，認知機能障害と，それに続発あるいは併発する行動・心理症状（behavioral and psychological symptoms of dementia：BPSD）に分類され，前者は中核症状，後者は周辺症状とよばれてきた。認知症でみられる認知機能障害としては，注意障害，記憶障害，失語，失行，視空間認知障害，遂行機能障害などがある。BPSD は認知機能障害を背景に生じ，身体や心理，環境などの影響を受け出現する症状である。行動症状としては，暴言・暴力，徘徊，攻撃性，逸脱行動などが，心理症状としては，不安，幻覚，妄想，抑うつ気分，アパシーなどがある。BPSD は，介護者への負担の要因となる [2]。アルツハイマー病では，エピソード記憶の障害やもの盗られ妄想，レビー小体型認知症では幻視，前頭側頭葉変性症では脱抑制など，人格の変化などが特徴的な症状である。

● **DSM-5 による認知症の診断基準（2013 年）**

A. 1 つ以上の認知領域（複雑性注意，遂行機能，学習および記憶，言語，知覚 - 運動，社会的認知）において，以前の行為水準から有意な認知の低下があるという証拠が以下に基づいている。
  (1) 本人，本人をよく知る情報提供者，または臨床家による，有意な認知機能の低下があったという懸念，および
  (2) 標準化された神経心理学的検査によって，それがなければほかの定量化された臨床的評価によって記録された，実質的な認知行為の障害

B. 毎日の活動において，認知欠損が自立を阻害する（すなわち，最低限，請求書を支払う，内服薬を管理するなどの，複雑な手段的日常生活動作に援助を必要とする）。

C. その認知欠損は，せん妄の状況でのみ起こるものではない。

D. その認知欠損は，ほかの精神疾患によってうまく説明されない（例：うつ病，統合失調症）。

〔日本精神神経学会（日本語版用語監修），高橋三郎，他（監訳）：DSM-5 精神疾患の診断・統計マニュアル．医学書院，594，2014〕

解答

1 ①正常，②認知機能，③変性疾患，④持続的，⑤日常，⑥社会，⑦ICD-10，⑧DSM-5，⑨せん妄，⑩うつ病，⑪精神遅滞，⑫統合失調症（⑨〜⑫は順不同），⑬行動・心理症状，⑭暴言，⑮徘徊，⑯攻撃性（⑮，⑯は順不同），⑰不安，⑱幻覚，⑲妄想（⑰〜⑲は順不同），⑳アルツハイマー病，㉑レビー小体型認知症，㉒前頭側頭葉変性症（⑳〜㉒は順不同）

3 高次脳機能障害の症状——⑰認知症（2）

1 軽度認知障害（MCI）について空欄を埋めなさい。

- 認知症とも正常ともいえない状態を（　①　）（mild cognitive impairment：MCI）とよぶ。MCIは，（　②　）があるかないかにより健忘型MCIと非健忘型MCIに分けられ，さらに，それぞれはそのほかの認知機能の障害領域が単独であるか複数であるかにより（　③　）領域型と（　④　）領域型に分けられる。健忘型MCIでは，（　⑤　）に移行しやすい。

2 原発性進行性失語（PPA）について空欄を埋めなさい。

- 脳の（　⑥　）が原因で発症し，数年は（　⑦　）症状だけが徐々に進行する症候群である。
- 発話における失文法や発語失行が中核的な症状である（　⑧　）型PPA，呼称障害と単語の理解障害が中核的な症状である（　⑨　）型PPA，喚語困難と文や句の復唱障害が中核的な症状である（　⑩　）型PPAの３つの病型が知られている。

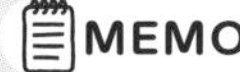

▶原発性進行性失語は，以前，緩徐進行性失語（slowly progressive aphasia without generalized dementia：SPA）という名称でよばれていた。

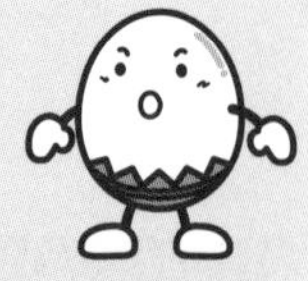

読み解くための Keyword

軽度認知障害

軽度認知障害（mild cognitive impairment：MCI）とは，認知症とも正常ともいえない状態のことをよぶ。MCIは，４つのタイプに分類される。まず，記憶障害があるかないかにより健忘型MCIと非健忘型MCIに分けられる。さらに，それぞれは認知機能の障害領域が単独であるか複数であるかにより，単一領域型と複数領域型に分けられる。健忘型MCIでは，アルツハイマー病に移行しやすいことが知られている。

原発性進行性失語

原発性進行性失語（primary progressive aphasia：PPA）は，脳の変性疾患が原因で発症し，数年は失語症状だけが徐々に進行する症候群である。非流暢/失文法型PPA，意味型PPA，ロゴペニック型PPAの３つの病型が知られている。非流暢/失文法型PPAでは，発話における失文法や発語失行が，意味型PPAでは呼称障害と単語の理解障害が，ロゴペニック型PPAでは喚語困難と文や句の復唱障害が中核的な症状である[1)]。非流暢/失文法型PPAは，前頭側頭葉変性症の進行性非流暢性失語（progressive non-fluent aphasia：PNFA）に，意味型PPAは同じく意味性認知症（semantic dementia：SD）に対応している。

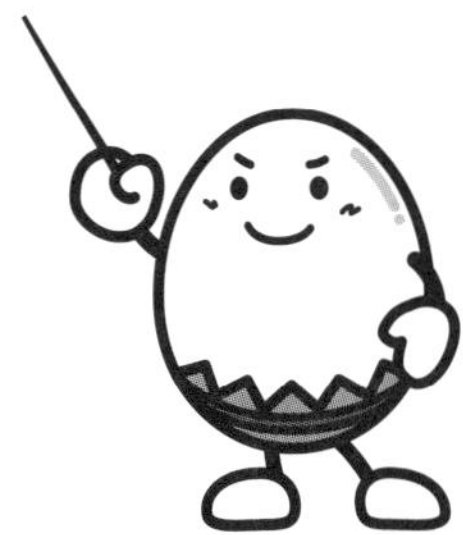

解答

1 ①軽度認知障害，②記憶障害，③単一，④複数（③，④は順不同），⑤アルツハイマー病

2 ⑥変性疾患，⑦失語，⑧非流暢／失文法，⑨意味，⑩ロゴペニック

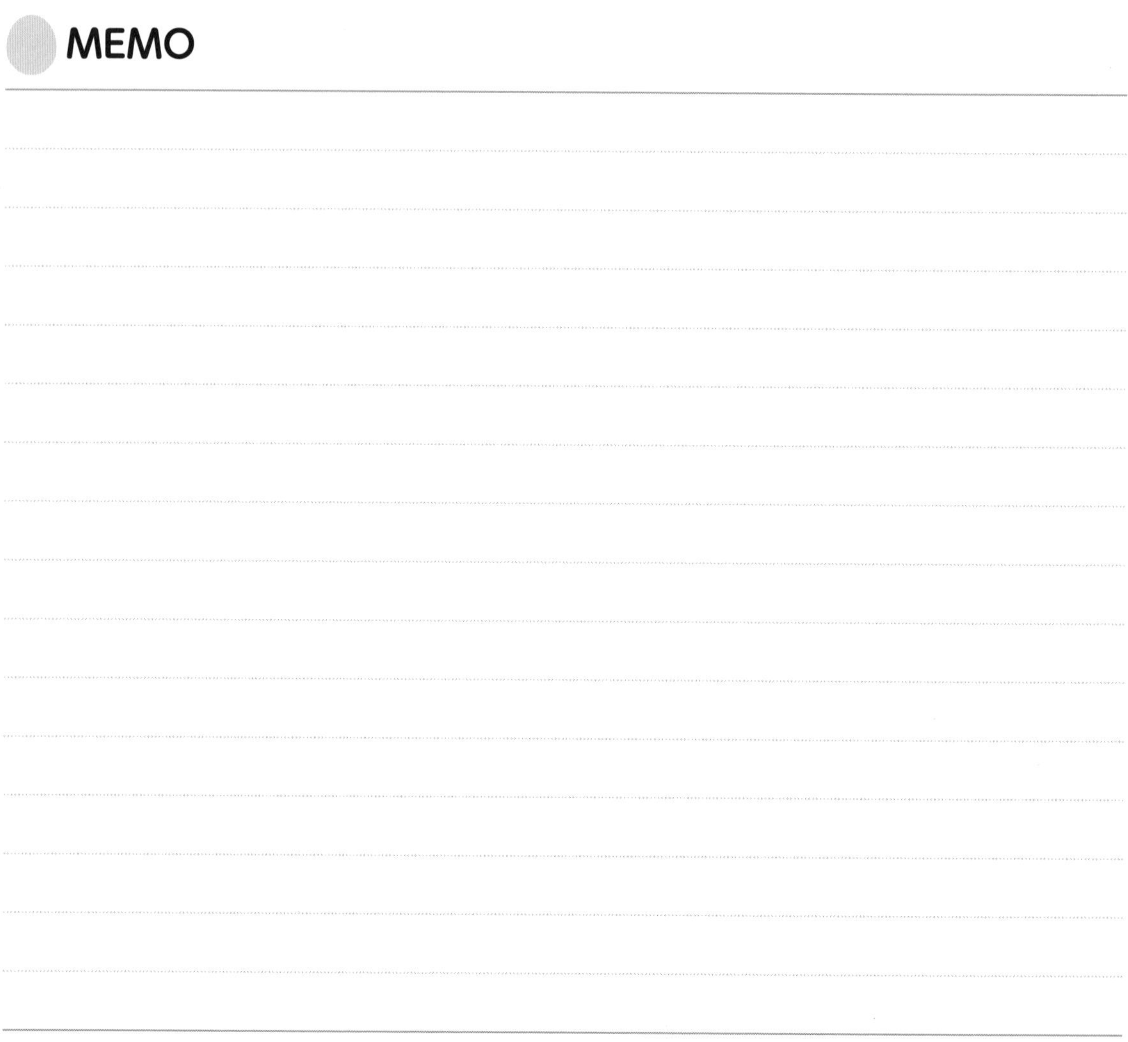
MEMO

第3章

高次脳機能障害の臨床

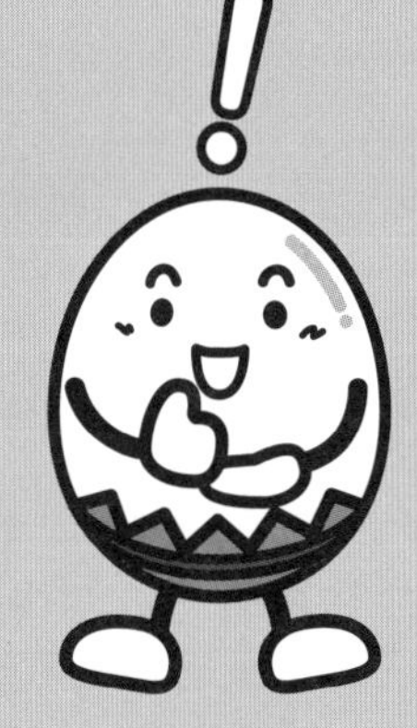

この章では，高次脳機能障害のさまざまな症状に対する評価法と，リハビリテーションアプローチについて学びます。評価法では，各検査の主たる対象や評価内容についておさえましょう。リハビリテーションアプローチでは，各症状に対し，機能そのものの回復を図る視点と生活への適応を図る視点について，整理していきましょう。

1 高次脳機能障害の評価──①標準高次動作性検査ほか

1 標準高次動作性検査について空欄を埋めなさい。

- 標準高次動作性検査とは，（　①　）を包括的に評価することができる検査で，13 の大項目で構成されている。
- 検査手法としては，（　②　），上肢，下肢の各身体部位による動作を行わせる。（　③　）動作や手指構成模倣など物品を用いない動作や，日常的な（　④　）を使う動作のほか，（　⑤　）や（　⑥　）動作，積木テストが含まれる。
- ベッドサイドで実施できる（　⑦　）も付属している。
- （　⑧　），（　⑨　）分類（正反応，錯行為，無定形反応，保続，無反応，拙劣，修正行為，開始の遅延，その他），失語症と麻痺の影響の 3 点から評価することができる。

2 標準高次視知覚検査について空欄を埋めなさい。

- 標準高次視知覚検査とは，高次視知覚機能障害，すなわち皮質盲，（　⑩　）失認，相貌失認，色彩失認，失読，（　⑪　）障害などを包括的にとらえることのできる標準化された検査である。
- 検査は，視知覚の基本機能，（　⑩　）認知，相貌認知，色彩認知，シンボル認知，視空間の認知と操作，（　⑫　）の 7 大項目から構成されている。

3 BIT 行動性無視検査日本版について空欄を埋めなさい。

- イギリスの Wilson（ウィルソン）らによって開発された（　⑬　）の検査である BIT を日本人高齢者に適応可能なように作成された検査である。
- （　⑭　）検査と（　⑮　）検査からなり，（　⑭　）検査は線分抹消試験など 6 種類の検査項目で構成され，（　⑮　）検査は写真課題などの 9 種類の検査項目で構成されている。
- （　⑭　）検査は，半側空間無視の（　⑯　）のチェックを目的としている。
- （　⑮　）検査は，半側空間無視によって生じやすい（　⑰　）での問題点を予測することと，リハビリテーションを行う際の（　⑱　）手掛かりを得ることを目的としている。

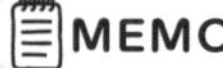

▶失行の検査については，WAB（Western Aphasia Battery）失語症検査の行為の下位検査もある。

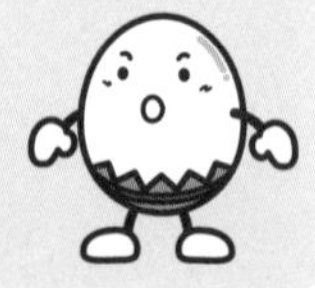

読み解くための Keyword

標準高次動作性検査（SPTA）

標準高次動作性検査とは，日本高次脳機能障害学会（旧日本失語症学会）が開発した失行を包括的に評価することができる検査である。13 の大項目（顔面動作，物品を使う顔面動作，上肢（片手）習慣的動作，上肢（片手）手指構成模倣，上肢（両手）客体のない動作，上肢（片手）連続的動作，上肢・着衣動作，上肢・物品を使う動作，上肢・系列的動作，下肢・物品を使う動作，上肢・描画（自発），上肢・描画（模倣），積木テスト）で構成されており，ベッドサイドで実施できるスクリーニング検査も付属している。誤り得点，反応分類（正反応，錯行為，無定形反応，保続，無反応，拙劣，修正行為，開始の遅延，その他），失語症と麻痺の影響の 3 点から評価することができる。検査課題の遂行の正否のみならず，遂行課程の分析が重要である。

標準高次視知覚検査（VPTA）

標準高次視知覚検査とは，日本高次脳機能障害学会（旧日本失語症学会）が開発した高次視知覚機能障害，すなわち皮質盲，物体・画像失認，相貌失認，色彩失認，失読，視空間障害などを包括的にとらえることのできる標準化された検査である。検査は，視知覚の基本機能，物体・画像認知，相貌認知，色彩認知，シンボル認知，視空間の認知と操作，地誌的見当識の 7 大項目から構成されている。また，熟知相貌検査については，若い世代も評価できるように熟知相貌検査第 2 版が開発されおり，命名課題，指示課題，名前の再認課題により構成されている。

BIT 行動性無視検査日本版

BIT 行動性無視検査日本版とは，イギリスの Wilson らによって開発され，欧米で広く用いられている半側空間無視検査である BIT を日本人高齢者に適応可能なように作成された検査である。検査は通常検査と行動検査からなる。通常検査は，線分抹消試験，文字抹消試験，星印抹消試験，模写試験，線分二等分試験，描画試験の 6 種類の検査項目で構成されている。行動検査は，写真課題，電話課題，メニュー課題，音読課題，時計課題，硬貨課題，書写課題，地図課題，トランプ課題の 9 種類の検査項目で構成されている。通常検査は半側空間無視の有無のチェックを目的としている。また，行動検査は半側空間無視によって生じやすい日常生活での問題点を予測することと，リハビリテーションを行う際の課題選択の手がかりを得ることを目的としている。両検査ともカットオフ値が設定されており，さらに各項目にもカットオフ値が設定されている。

解答

1 ①失行，②顔面，③習慣的，④物品，⑤描画，⑥着衣，⑦スクリーニング検査，⑧誤り得点，⑨反応
2 ⑩物体・画像，⑪視空間，⑫地誌的見当識
3 ⑬半側空間無視，⑭通常，⑮行動，⑯有無，⑰日常生活，⑱課題選択

1 日本版ウェクスラー記憶検査（WMS-R）について空欄を埋めなさい。

- アメリカで発表されたウェクスラー記憶検査改訂版をもとに日本で標準化された，（ ① ）を包括的に調べることができる検査である。
- 図形の記憶などの「（ ② ）性記憶」，論理記憶などの「（ ③ ）性記憶」，それら２つを総合した「（ ④ ）記憶」，「（ ⑤ ）再生」，「（ ⑥ ）力」で構成されている。

2 日本版リバーミード行動記憶検査（RBMT）について空欄を埋めなさい。

- （ ⑦ ）上での記憶の問題を明らかにすることを目的としている。
- 日常生活場面を（ ⑧ ）する形で検査が行われる点や，（ ⑨ ）課題が含まれている点が特徴である。
- （ ⑩ ）点と（ ⑪ ）点の２種類のスコアが算出される。

3 言語性の記憶検査について空欄を埋めなさい。

- （ ⑫ ）検査（S-PA）は，標準化された言語性の記憶検査の１つである。（ ⑬ ）対語試験，（ ⑭ ）対語試験からなる。
- レイ聴覚言語性学習検査（RAVLT）は，２種類の（ ⑮ ）個の単語リストの学習を行う。

4 視覚性の記憶検査について空欄を埋めなさい。

- （ ⑯ ）検査（Rey-Osterrieth Complex Figure：ROCF）は，視覚性記憶の検査の１つで，複雑な図形の模写と再生課題からなる。
- （ ⑰ ）検査は，単純な幾何学図形を提示し，模写を行う課題からなる検査である。

MEMO

▶各種検査による記憶能力の評価に留まらず，問診などにより生活上の問題を評価することも重要である。

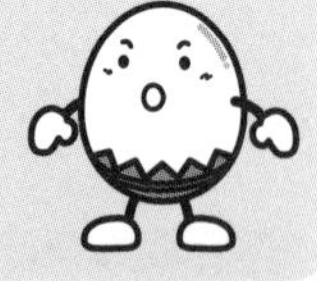

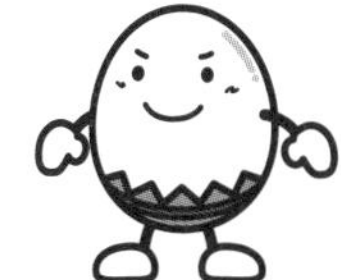

読み解くための Keyword

日本版ウェクスラー記憶検査（WMS-R）

日本版ウェクスラー記憶検査とは，アメリカで発表されたウェクスラー記憶検査改訂版（アメリカ版WMS-R）をもとに日本で標準化された検査である。記憶を包括的に調べることができる。検査項目は，図形の記憶などの「視覚性記憶」，論理記憶などの「言語性記憶」，それら 2 つを総合した「一般的記憶」，「遅延再生」，記憶の基盤となる「注意・集中力」などがあり，記憶のさまざまな側面を評価する。これら 5 つの側面について，それぞれの指標が算出される。

日本版リバーミード行動記憶検査（RBMT）

日本版リバーミード行動記憶検査は，イギリスで開発された検査を日本人向けに変更し，標準化したものである。従来の検査とは異なり，日常生活上での記憶の問題を明らかにすることを目的として開発されている。日常生活場面をシミュレーションする形で検査が行われる点や，展望記憶課題が含まれている点が特徴である。スクリーニング点（12 点満点）と標準プロフィール点（24 点満点）の 2 種類のスコアが算出される。また，3 つの年代別にカットオフ値も決められている。

標準言語性対連合学習検査（S-PA）

言語性の記憶検査の 1 つで，標準化された検査である。時代を考慮した対語の選択と，幅広い年齢に対し標準化が行われていることが大きな特徴となっている。適応年齢は，16 ～ 84 歳となっており，平行性が担保された有関係対語試験，無関係対語試験の組み合わせが 3 セット用意されている。

レイ聴覚言語性学習検査（RAVLT）

言語性の記憶検査の 1 つである。15 個の単語リスト（リスト A）を聴覚呈示し，自由再生を行う。5 回繰り返したあと，別の 15 個の単語リスト（リスト B）を聴覚呈示し，自由再生を行う。その後，最初のリスト（リスト A）の自由再生を行い，さらに再認を行う。

レイ - オステライト（Rey-Osterrieth）複雑図形検査（ROCF）

複雑な図形の模写と再生課題からなる検査である。模写では，視空間認知や構成能力などが評価できる。また，再生課題では模写と比較することで，視覚性記憶を評価することができる。

ベントン視覚記銘力検査

単純な幾何学図形を提示し，模写を行う課題からなる検査である。施行A（10 秒提示再生），施行B（5 秒提示再生），施行C（模写），施行D（10 秒提示 15 秒後再生）の 4 つの施行形式により，視覚空間認知や視覚性記憶などを調べることができる。

解答

1 ①記憶，②視覚，③言語，④一般的，⑤遅延，⑥注意・集中
2 ⑦日常生活，⑧シミュレーション，⑨展望記憶，⑩スクリーニング，⑪標準プロフィール（⑩，⑪は順不同）
3 ⑫標準言語性対連合学習，⑬有関係，⑭無関係（⑬，⑭は順不同），⑮ 15
4 ⑯レイ - オステライト（Rey-Osterrieth）複雑図形，⑰ベントン視覚記銘力

1 高次脳機能障害の評価――③標準注意検査法ほか

1 標準注意検査法（CAT）について空欄を埋めなさい。

- （　①　）注意を包括的に評価する検査で，7つの下位検査からなる。
- Spanは，注意の（　②　）と（　③　）をみる。
- Cancellation and Detection Test（抹消・検出課題）は，（　④　）性注意をみる。
- Symbol Digit Modalities Test（SDMT），Memory Updating Test（記憶更新検査），Paced Auditory Serial Addition Test（PASAT）は（　⑤　）性注意をみる。
- Position Stroop Test（上中下検査）は，（　⑥　）性注意をみる。
- Continuous Perfomance Test（CPT）は，（　⑦　）性注意をみる。

2 遂行機能障害症候群の行動評価（BADS）について空欄を埋めなさい。

- 遂行機能に関する（　⑧　）での問題を評価する検査で，6つの下位検査からなる。
- 規則変換カード検査：規則を（　⑨　）する能力，1つの規則から別の規則へ（　⑩　）する能力をみる。
- 行為計画検査：問題を解決するための方法を（　⑪　）する能力をみる。
- 鍵探し検査：有効かつ効率的な探し方を計画する能力をみる。落とし物をするという，（　⑧　）に即した内容を用いているという特徴がある。
- 時間判断検査：常識的な（　⑫　）が行えるかをみる。
- 動物園地図検査：一定の（　⑬　）に従って計画する能力と，結果をフィードバックし行動を（　⑭　）する能力をみる。
- 修正6要素検査：規則に従い行動を計画し，（　⑮　）する能力をみる。

3 ウィスコンシンカード分類検査（WCST）について空欄を埋めなさい。

- カードの分類という課題を通し，（　⑯　）の形成と（　⑰　）の転換の能力を評価する検査である。
- 達成（　⑱　）数，（　⑲　）による誤答数，総誤答数などが評価される。

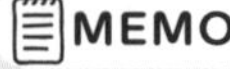

▶ BADSには遂行機能に関する質問紙DEX（Dysexecutive Questionnaire）がある。
20項目の質問で構成されており遂行機能障害の評価に有用である。

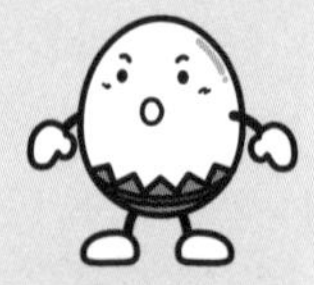

読み解くための Keyword

標準注意検査法（CAT）

全般性注意を包括的に評価することができる検査で，7つの下位検査からなる。①注意の強度・持続をみるSpan，②選択性注意をみるCancellation and Detection Test（抹消・検出課題），③分配性注意をみるSymbol Digit Modalities Test（SDMT），④Memory Updating Test（記憶更新検査），⑤Paced Auditory Serial Addition Test（PASAT），⑥転換性注意をみるPosition Stroop Test（上中下検査），⑦持続性注意をみるContinuous Performance Test（CPT）がある。全項目を実施するほか，必要な検査項目を選んで実施してもよい。多くの下位検査で，成績は正答数や正答率で評価される。したがって，得点が高いほど成績がよく注意機能が良好である。

遂行機能障害症候群の行動評価（BADS）

日常生活での遂行機能に関する問題を評価する検査で，6つの下位検査からなる。具体的には，①規則変換カード検査：被験者が正しく規則を記憶し，それに従って反応できるか，また，さらに1つの規則から別の規則へ正しく変換できるかどうかをみる，②行為計画検査：問題を解決するためにはどのような手順で行えばよいかを計画していけるかをみる，③鍵探し検査：落とし物をするという，日常よく経験することについて，有効で効率的な探し方ができるかどうかをみる，④時間判断検査：身近に起きるごくありふれたできごとについて，それに要する時間を質問し，推論する力をみる，⑤動物園地図検査：動物園の所定の場所を訪れる順番を規則に従ってあらかじめ計画できるかどうかという自発的な計画能力をみる，⑥修正6要素検査：個々の課題がどれだけよくできるかということは重要ではなく，検査者の指示に従って自分自身の行動を計画し，組織化し，調整できるかをみる，となっている。検査結果は，障害あり，境界域，平均の下，平均，平均の上，優秀，きわめて優秀，に判定される。

ウィスコンシンカード分類検査（WCST）

抽象的な概念の形成とセットの転換に関する検査である。赤，緑，黄，青の1～4個の三角形，星型，十字型，丸からなる図形のカードを，1枚ずつ「色」，「形」，「数」のいずれかのカテゴリーにより分類する。分類に対して，「正しい」か「誤り」かだけがフィードバックされ，これを聞いてできるだけ早く，規則を見つけ出していく。また，予告なく分類カテゴリーは変更され，いかに早く気づき分類基準を変えることができるかが要求される。達成カテゴリー数，保続による誤答数，総誤答数などが評価される。日本では，試行回数の少ない慶應版が知られている[1]。

解答

1 ①全般性，②強度，③持続（②，③は順不同），④選択，⑤分配，⑥転換，⑦持続
2 ⑧日常生活，⑨記憶，⑩変換，⑪計画，⑫推論，⑬規則，⑭修正，⑮調整
3 ⑯抽象的な概念，⑰セット，⑱カテゴリー，⑲保続

1 前頭葉機能検査（FAB）について空欄を埋めなさい。

- （　①　）を簡便に測定できる検査である。
- 類似性の理解［（　②　）能力］，語の流暢性［（　③　）の柔軟性］，運動系列［運動の（　④　）］，葛藤指示（干渉刺激に対する敏感さ），Go/No-go 課題［（　⑤　）コントロール］，把握行動［環境に対する（　⑥　）］，の6つの下位項目で構成される。
- 特別な（　⑦　）を必要とせず，簡便で（　⑧　）で施行できる。

2 ストループ検査（Stroop Test）について空欄を埋めなさい。

- 習慣的行為の（　⑨　）能力をみる検査である。
- 認知的葛藤現象である（　⑩　）効果を利用している。

3 Trail Making Test 日本版（TMT-J）について空欄を埋めなさい。

- （　⑪　），ワーキングメモリ，空間的探索，処理速度，保続，衝動性などを総合的に測定する検査である。
- 注意の（　⑫　）を反映するといわれる Part Aと，注意の（　⑬　）と（　⑭　）を反映するといわれる Part Bの2部構成になっている。
- （　⑮　）の適性に関する神経心理学的検査の1つとしても活用されている。

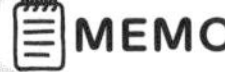

▶前頭葉機能にはさまざまな機能が含まれる。そのため評価では症状に合わせて複数の検査を併用することが望ましい。

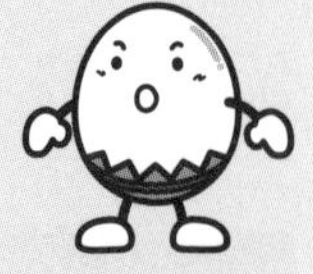

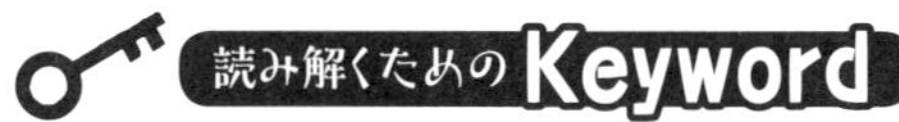

前頭葉機能検査（FAB）

前頭葉機能を簡便に測定できる検査で，①類似性の理解（概念化能力），②語の流暢性（思考の柔軟性），③運動系列（運動のプログラミング），④葛藤指示（干渉刺激に対する敏感さ），⑤Go/No-go 課題（抑制コントロール），⑥把握行動（環境に対する被影響性），の 6 つの下位項目で構成される。18 点満点で採点される。特別な用具を必要とせず，施行が簡便で短時間でできることから，臨床でよく用いられている。

ストループ検査（Stroop Test）

習慣的行為の抑制能力をみる検査である。色と語の意味が不一致な色名の単語に対して色命名反応がなされるとき，反応時間が増大し反応が困難になるという認知的葛藤現象（ストループ効果）[1)] を利用している。

Trail Making Test 日本版（TMT-J）

注意，ワーキングメモリ，空間的探索，処理速度，保続，衝動性などを総合的に測定する検査である。数字の 1 から 25 までを順に線で結んでいく Part Aと，1 から 13 までの数字とひらがなの「あ」から「し」までを交互に順に線で結んでいく Part Bの 2 部構成になっている。Part Aの成績は注意の選択性，Part Bの成績は転換性と配分性を反映するといわれている。TMT-J では，20 から 89 歳までの健常者を対象とした標準化が行われている。近年では，自動車運転の適性に関する神経心理評価法の 1 つとしても活用されている。

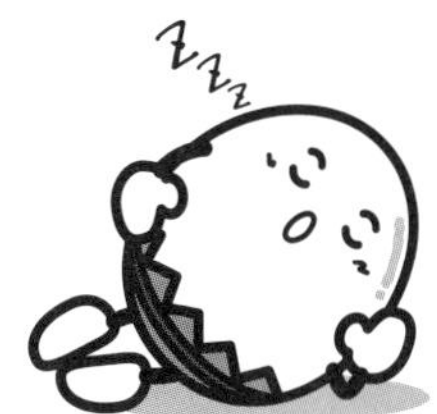

解答

1 ①前頭葉機能，②概念化，③思考，④プログラミング，⑤抑制，⑥被影響性，⑦用具，⑧短時間

2 ⑨抑制，⑩ストループ

3 ⑪注意，⑫選択性，⑬転換性，⑭配分性（⑬，⑭は順不同），⑮自動車運転

1 改訂長谷川式簡易知能評価スケール（HDS-R）について空欄を埋めなさい。

- 日本において広く使用されている（　①　）検査である。
- （　②　），日時の見当識，場所の見当識，3単語の記銘，計算，数字の（　③　），3単語の遅延再生，5つの物品の記銘，（　④　）の9つの項目で構成されている。

2 精神状態短時間検査-改訂　日本版（MMSE-J）について空欄を埋めなさい。

- HDS-R同様に，広く使用されている（　⑤　）検査である。
- 時間の見当識，場所の見当識，記銘，注意と計算，再生，（　⑥　），復唱，理解，読字，書字，（　⑦　）の11項目で構成されている。
- HDS-Rと異なり，（　⑧　）性の項目も含まれている。

3 Clinical Dementia Rating（CDR）について空欄を埋めなさい。

- 認知症の（　⑨　）を（　⑩　）段階で評価する。
- 記憶，見当識，介護状況などの（　⑪　）項目について，患者の診察や（　⑫　）からの情報をもとに評価を行う。

4 ADAS日本語版（ADAS-Jcog）について空欄を埋めなさい。

- （　⑬　）の認知機能障害を評価する検査である。
- （　⑭　），言語，行為の3領域について，単語再生，口頭言語能力などの（　⑮　）項目で構成されている。

5 Functional Assessment Staging of Alzhimer's Disease（FAST）について空欄を埋めなさい。

- （　⑯　）の進行度を（　⑰　）の障害によって7段階で評価する尺度である。

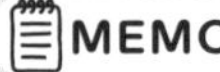

▶脳の神経細胞は加齢とともに減少し，これに伴なってさまざまな認知機能に低下が生じる。認知症の評価では，この認知機能の生理的な加齢変化を加味して考えることに留意する。

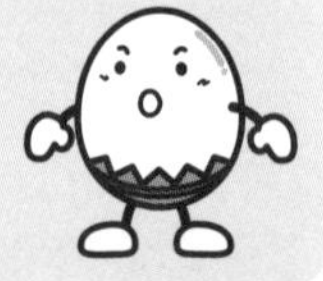

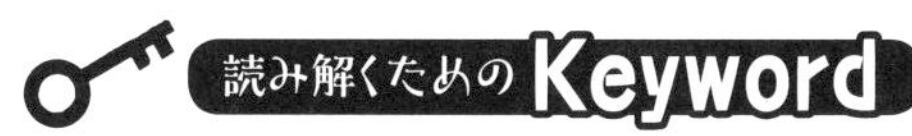

改訂長谷川式簡易知能評価スケール（HDS-R）

①年齢，②日時の見当識，③場所の見当識，④3単語の記銘，⑤計算，⑥数字の逆唱，⑦3単語の遅延再生，⑧5つの物品の記銘，⑨言語の流暢性の9つの項目で構成されるスクリーニング検査である。30点が満点で，20点以下では認知症を疑うとされる。簡便さと検査時間の短さが特徴である。

精神状態短時間検査-改訂　日本版（MMSE-J）

①時間の見当識，②場所の見当識，③記銘，④注意と計算，⑤再生，⑥呼称，⑦復唱，⑧理解，⑨読字，⑩書字，⑪描画の11項目で構成されるスクリーニング検査である。HDS-Rと異なり，MMSE-Jは動作性の検査も含まれている。

Clinical Dementia Rating（CDR）

認知症の重症度を評価するための尺度である。①記憶，②見当識，③判断力と問題解決，④社会適応，⑤家族状況および趣味，⑥介護状況の6項目から構成され，患者の診察や家族・介護者からの情報をもとに評価を行う。健康（CDR：0），認知症の疑い（CDR：0.5），軽度認知症（CDR：1），中等度認知症（CDR：2），重度認知症（CDR：3）の5段階で判定する。

ADAS日本語版（ADAS-Jcog）

アルツハイマー病の認知機能障害を評価する検査である。記憶，言語，行為の3領域に関する次の11項目①単語再生，②口頭言語能力，③言葉の聴覚的理解，④喚語困難，⑤口頭命令にしたがう，⑥手指および物品呼称，⑦構成行為，⑧観念運動，⑨見当識，⑩単語再認，⑪テスト教示の再生能力，で構成されている。特に，記憶の評価に重点が置かれている。

Functional Assessment Staging of Alzhimer's Disease（FAST）

アルツハイマー病の進行度を日常生活動作（Activities of Daily Living：ADL）の障害によって「1：認知機能の低下なし」～「7：非常に高度の認知機能の低下」の7段階で評価する尺度である。

解答

1 ①スクリーニング，②年齢，③逆唱，④言語の流暢性
2 ⑤スクリーニング，⑥呼称，⑦描画，⑧動作
3 ⑨重症度，⑩5，⑪6，⑫家族・介護者
4 ⑬アルツハイマー病，⑭記憶，⑮11
5 ⑯アルツハイマー病，⑰日常生活動作（ADL）

1 コース（Kohs）立方体組み合わせテストについて空欄を埋めなさい。

- コース（Kohs）立方体組み合わせテストは，1920年に（ ① ）が開発した。
- 被験者が（ ② ），（ ③ ），黄色，白で着色された（ ④ ）を用い，提示された図版と同じような模様を構成する課題である。

2 レーヴン（Raven）色彩マトリックス検査について空欄を埋めなさい。

- レーヴン（Raven）色彩マトリックス検査は，（ ⑤ ）が開発した。
- レーヴン（Raven）色彩マトリックス検査は，被験者に（ ⑥ ）の一部分が欠損したものを（ ⑦ ）的に提示し，その欠けた部分にあてはまるものを（ ⑧ ）つの選択肢のなかから1つ選択してもらう課題である。

3 ウェクスラー式知能検査第4版（Wechsler Adult Intelligence Scale-Fourth Edition：WAIS-Ⅳ）について空欄を埋めなさい。

- ウェクスラー式知能検査（Wechsler Adult Intelligence Scale：WAIS）は，1955年に（ ⑨ ）によって開発され，現在は最新版であるWAIS-Ⅳが出版されている。
- 適用範囲は16歳0か月～（ ⑩ ）歳11か月である。
- 15個の下位検査で構成され，（ ⑪ ）個の基本検査により（ ⑫ ），言語理解指標（VCI），知覚推理指標（PRI），（ ⑬ ）指標（WMI），処理速度指標（PSI）の5種類の合成得点が算出される。

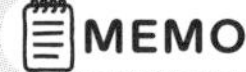

▶レーヴン色彩マトリックス検査は，レーブン色彩マトリシス検査ともいう。

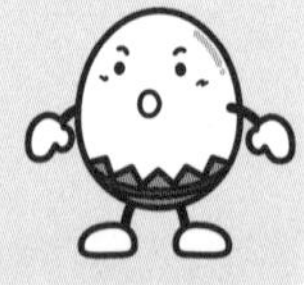

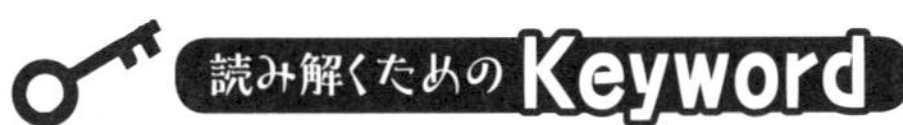

コース（Kohs）立方体組み合わせテスト

コース（Kohs）立方体組み合わせテストは，1920年にKohs（コース）が開発し，1966年に大脇義一（おおわきよしかず）によって日本語版が出版された。この検査は，検査者が赤，青，黄色，白の4色を使用した図版を提示し，その模様と同じになるように，被験者に立方体（赤，青，黄色，白の4色が用いられている）を用いて構成してもらう課題である。構成障害や両側（手）の麻痺がある場合には，スコアに影響する場合があるので，検査結果の解釈に注意をする必要がある。

レーヴン（Raven）色彩マトリックス検査

レーヴン色彩マトリックス検査は，Raven（レーヴン）が開発し，1993年に杉下守弘（すぎしたもりひろ）らによって日本語版が出版された。この検査は，視覚的に図版の一部分が欠けたものを提示し，その欠けた部分に適する図柄を6つのなかから選択するという課題で，全36問が設定されている。

ウェクスラー式知能検査第4版（Wechsler Adult Intelligence Scale-Fourth Edition：WAIS-Ⅳ）

ウェクスラー式知能検査（WAIS）は，1955年Wechsler（ウェクスラー）によって開発され，改訂版としてWAIS-Rが1981年，WAIS-Ⅲが1997年，WAIS-Ⅳが2008年に出版された。日本語版はWAISが1958年，改訂版であるWAIS-Rが1990年，WAIS-Ⅲが2006年，そしてWAIS-Ⅳが2018年に出版された。WAIS-Ⅳの適用範囲は16歳0か月～90歳11か月である。15個の下位検査（10個の基本検査と5個の補助検査）で構成され，10個の基本検査により全検査IQ（FSIQ），言語理解指標（VCI），知覚推理指標（PRI），ワーキングメモリー指標（WMI），処理速度指標（PSI）の5種類の合成得点が算出される。

● **WAIS-Ⅳの構成**

	基本検査	補助検査
言語理解指標	類似 単語 知識	理解
知覚推理指標	積木模様 行列推理 パズル	バランス 絵の完成
ワーキングメモリー指標	数唱 算数	語音整列
処理速度指標	記号探し 符号	絵の抹消

解答

1 ①Kohs（コース），②赤，③青（②，③は順不同），④立方体
2 ⑤Raven（レーヴン），⑥図版，⑦視覚，⑧6
3 ⑨Wechsler（ウェクスラー），⑩90，⑪10，⑫全検査IQ，⑬ワーキングメモリー

2 高次脳機能障害の訓練──①認知リハビリテーション

1認知リハビリテーションについて空欄を埋めなさい。

- アメリカリハビリテーション医学会議は，「（　①　）の改善を目的として行う（　②　）な一連の治療技術」と定義している。
- 認知機能の障害を回復に導き，日常・社会生活レベルの（　③　）を軽減することで，それぞれの能力に合った（　④　）を促し，社会の一員としての価値を見出してもらうことを目的とする。

2認知リハビリテーションの方法について空欄を埋めなさい。

- 認知機能そのものの回復を促す訓練と，（　⑤　）への適応を促す訓練を同時並行的に実施する。
- 認知機能そのものの回復を促す訓練には，（　⑥　）法と（　⑦　）法がある。
- （　⑥　）法では，（　⑧　）を反復して使用することで（　⑨　）の再形成を図る。
- （　⑦　）法では，（　⑩　）している機能を活用する。
- 日常生活への適応を促す訓練には，（　⑪　）の獲得，（　⑫　）への働きかけ，（　⑬　）がある。
- （　⑪　）の獲得では，外的な（　⑭　）手段を有効に使用できるようにすることで能力を補う方法。
- （　⑫　）は，（　⑮　）意欲や（　⑪　）の有効な活用などに影響する。
- （　⑬　）は，環境を整えることで，高次脳機能障害による（　⑯　）上の困難さを軽減する方法である。物理的環境だけではなく（　⑰　）的環境も含まれる。

MEMO

▶認知リハビリテーションは，注意障害，記憶障害，半側空間無視，遂行機能障害の領域で，特に研究が進んでいる。

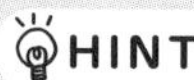

HINT

▶障害された神経系の機能回復には，再建と再組織化の２つの方法があるとされる。

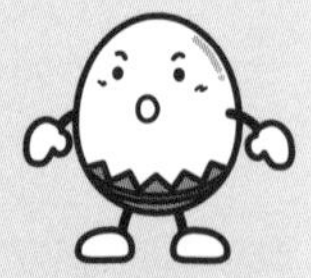

読み解くためのKeyword

認知リハビリテーション

認知リハビリテーションは，1970年代に欧米においてはじまったとされる高次脳機能障害に対するリハビリテーションの理論・手法である。アメリカリハビリテーション医学会議は，「認知機能の改善を目的として行う体系的な一連の治療技術」と定義している[1)]。その目的は，認知機能の障害を回復に導き，日常・社会生活レベルの活動制限を軽減することで，それぞれの能力に合った社会参加を促し，社会の一員としての価値を見出してもらうこととされる[2)]。また，近年では，国際生活機能分類（International Classification of Functioning, Disability and Health：ICF）の考えに基づき，認知機能回復・代償方法の獲得と，社会参加のための支援を，常に総合的にとらえることが重要とされる[3)]。

認知リハビリテーションの方法

訓練の方法としては，認知機能そのものの回復を促す訓練と，日常生活への適応を促す訓練に大別されるが，これらを対象者に合わせて同時並行的に実施することが重要であるとされる。

＜認知機能そのものの回復を促す訓練＞

- 刺激法：適切な刺激を繰り返し入力し，機能を反復して使用することで神経回路の再形成を図る方法。
- 代償法：障害されずに残存している機能を活用する方法。道順障害患者における道順を言語化したメモの活用など。

＜日常生活への適応を促す訓練＞

- 代理手段の獲得：代理の方法手段，外的な補助手段を有効に使用できるようにし能力を補う方法。具体的には，記憶障害患者に対するメモリーノートやアラームの活用など。
- 障害認識への働きかけ：自分の障害を認識できるように働きかける方法。障害認識は訓練意欲や代理手段の有効な活用などに影響する。
- 環境調整：周囲の人的・物理的環境を整えることで，高次脳機能障害による生活上の困難さを軽減する方法。

解答

1 ①認知機能，②体系的，③活動制限，④社会参加

2 ⑤日常生活，⑥刺激，⑦代償，⑧機能，⑨神経回路，⑩残存，⑪代理手段，⑫障害認識，⑬環境調整，⑭補助，⑮訓練，⑯生活，⑰人

2 高次脳機能障害の訓練――②失行，失認，視空間障害のリハビリテーション

1失行のリハビリテーションについて空欄を埋めなさい。

- 障害された（　①　）そのものを訓練する方法と，日常生活における（　②　）を回避する代償を習得する方法がある。
- 本人が使う（　③　）を用いる，（　④　）物品から始める，手を添えて操作の仕方を誘導し，（　⑤　）で行うなどの工夫を行う。また，系列動作は動作を（　⑥　）化する。
- 代償法では，行為を（　⑦　）化する代償を習得する，などがある。

MEMO
▶失行に対して，近年，Virtual Reality（VR）による疑似体験を用いたアプローチなどが研究されている。

2失認のリハビリテーションについて空欄を埋めなさい。

- 直接的訓練としては，絵カードや物品の（　⑧　）などを課題の難易度を段階的に上げながら反復する。
- 代償法では，質感や（　⑨　）などのさまざまな情報を手がかりとする，触覚などの保たれている感覚も用いて認知する方法を獲得する。
- 相貌失認では，（　⑩　）の構成要素の特徴から人物を同定する訓練や，（　⑪　）や髪型，仕草などの周辺情報を，人物同定の（　⑫　）として積極的に活用する訓練がある。

3半側空間無視のリハビリテーションについて空欄を埋めなさい。

- 半側空間無視に対する机上訓練には，（　⑬　）走査訓練，（　⑭　）適応療法などがある。
- 机上訓練に加え，日常生活場面で重要度の高い（　⑮　）の反復訓練も必要である。

MEMO
▶一般的に，机上訓練での成績向上は訓練課題に留まり，日常生活動作（ADL）への汎化は難しいとされる。

4道順障害のリハビリテーションについて空欄を埋めなさい。

- 地図は有効ではないため，目的地までの道順を（　⑯　）したメモを活用する練習が有効である。

MEMO
▶そのほかに，自室のドアに目印をつけるなどの環境設定がある。

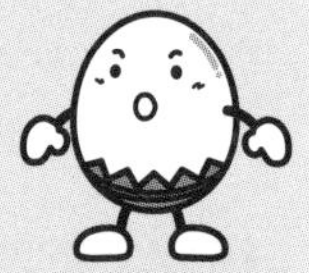

読み解くための Keyword

失行のリハビリテーション

従来，失行は日常生活には関与しないと考えられてきた。しかし，近年は日常生活の実場面において障害を引き起こすことが知られている[1)]。障害された動作そのものを訓練する方法と，日常生活における困難さを回避する代償を習得する方法がある。一般に，訓練では次の工夫を行う。①本人が使う道具を用いる，②単一物品から始める，③手を添えて操作の仕方を誘導し，エラーレスで行う，④実際の場面で行う，⑤系列動作を少なくし，また，細分化する。代償法では，行為を言語化する代償を習得する，手順を図や写真で示す。例えば，着衣失行のリハビリテーションでは，衣類のボタンの数を減らす，あるいはマジックテープに換えるなどがある。

失認のリハビリテーション

視覚性失認における直接的訓練としては，基本図形のポインティングや絵カードや物品の呼称などを課題の難易度を段階的に上げながら反復訓練を行う。また，質感や色などのさまざまな情報を手がかりとし，短絡的な判断をせず，触覚などの保たれている感覚も用いて認知する代償法の獲得を試みる。さらには，部屋を適度な明るさにする，日常使うものは決められた場所に片付けるなどの環境調整を行う。相貌失認では，顔の構成要素の特徴から人物を同定する訓練や，声や髪型，仕草などの周辺情報を，人物同定の手がかりとして積極的に活用する訓練などがある。

視空間障害のリハビリテーション

半側空間無視に対しては，机上訓練として視覚走査訓練，プリズム適応療法などがある。視覚走査訓練では，左を見るよう声をかける，左端に目印をつけるなどしながら反復訓練を行う。プリズム適応療法はRossetti（ロセッティ）らにより半側空間無視への応用が試みられた方法である[2)]。視野を右にずらすプリズム眼鏡を着用し，前方の目標点に向かってリーチ動作を行うことで，視覚性には右側にずれて見える状態に到達運動を順応させるというものである。半側空間無視の改善は眼鏡をはずしたあとにみられる。机上訓練に加え，日常生活場面で重要度の高い日常生活動作（activities of daily living：ADL）の反復訓練も行う必要がある。また，車いすの左側のブレーキを長くするなど環境調整なども行われる。

道順障害では，地図は有効ではない。そのため，道順を言語化したメモを用いる代償法の獲得が有効である。

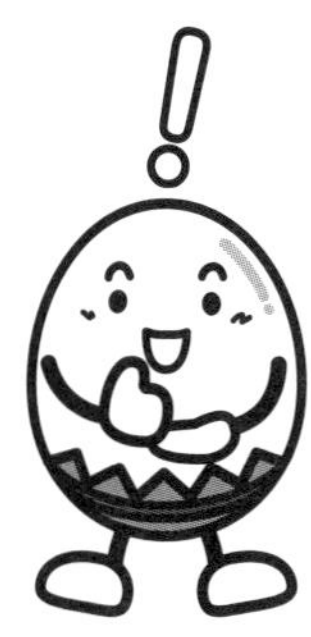

解答

1 ①動作，②困難さ，③道具，④単一，⑤エラーレス，⑥細分，⑦言語
2 ⑧呼称，⑨色，⑩顔，⑪声，⑫手がかり
3 ⑬視覚，⑭プリズム，⑮日常生活動作（ADL）
4 ⑯言語化

1 記憶障害のリハビリテーションについて空欄を埋めなさい。

- 記憶障害の訓練では，（　①　）が原則となる。
- （　②　）法は，記銘から想起までの時間を少しずつ延ばしていく言語的な方略の手法である。
- ほかに言語的な方略としては，（　③　）法が有名である。
- 非言語的な方略としては，視覚的なイメージを記銘に利用する（　④　）法がある。
- 代理手段としては，記憶すべき内容を記載する（　⑤　）などがある。

2 注意障害のリハビリテーションについて空欄を埋めなさい。

- 直接的訓練には，注意機能全般の賦活を目的とする（　⑥　）介入と，障害されている特定の注意機能に働きかけて改善を図る（　⑦　）介入がある。
- 代表的な（　⑦　）介入である（　⑧　）では，注意の各機能に対し（　⑨　）的，集中的に訓練を行う。
- 代償的訓練としては，言語化することで行動を意識化し，制御性を高める（　⑩　）法がある。

3 遂行機能障害のリハビリテーションについて空欄を埋めなさい。

- 問題解決訓練では，複数段階の問題をよく分析し，取り組みやすいいくつかの（　⑪　）に分け，それから正しい順序で実行し，結果を（　⑫　）し，必要であれば（　⑬　）を実施する練習を繰り返し行う。
- 自己教示法では，（　⑭　）過程や（　⑮　）手順を言語化する。
- 目標管理訓練では，①（　⑯　）を考える，②（　⑰　）を決める，③段階をリストアップする，④各段階を理解する，⑤結果を（　⑱　）と比較する，の5つの段階を踏む。

MEMO

▶さまざまな方法を組み合わせてアプローチを行う。家族やかかわる職員など周囲の理解を得ることも環境調整として重要である。

MEMO

▶直接的訓練では，集中しやすい，取り組みやすい課題設定の工夫を行う。

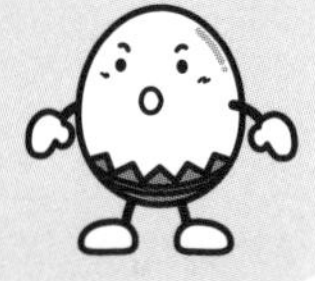

読み解くための Keyword

記憶障害のリハビリテーション

記憶障害に対するアプローチにはさまざまなものがあるが，いずれにおいても「誤りなし学習（エラーレスラーニング）」が原則となる。直接的訓練としては，記銘と想起を繰り返す反復訓練がある。さらに，日常的な生活に必要な知識や技能を繰り返し学習する領域特異的学習も行われる。代償的訓練としては，内的方略を用いる。言語的な方略としては，記銘から想起までの時間を少しずつ延ばしていく「間隔伸張法」が用いられる。また，「PQRST 法」が有名である。Preview（ざっと目を通す），Question（質問を作る），Read（じっくり読む），State（質問に答える），Test（答え合わせをする）の段階を踏むことで記憶の固定化を図る。非言語的な方略としては，記憶する情報の視覚的なイメージを生起し，記銘に利用する「視覚イメージ法」，ジェスチャーなどを利用して名前などを覚える「運動によるコード化」がある。代理手段の利用，外的方略としては記憶すべき内容を記載するメモリーノートや，情報を想起するきっかけを与えるアラームなどの利用がある。環境調整としては，部屋の入口に印をつける，置き場所を決める，カレンダーに書き込むなどがあげられる。

注意障害のリハビリテーション

直接的訓練には，非特異的介入と特異的介入がある。非特異的介入は，注意機能全般の賦活を目的に，注意に負荷をかける課題を反復して行う。特異的介入は，障害されている特定の注意機能に働きかけて改善を図る。Sohlberg（ソールバーグ）らの Attention Process Training（APT）やその修正日本語版（MAPT）[1] が代表的である。注意の持続性，選択性，転換性，分配性に分けて，それぞれに対し段階的，集中的に訓練を行う。代償的訓練としては，自己教示法 [2] がある。言語化することで行動を意識化し，制御性を高める。代理手段の利用では，チェックリストや注意書きの活用，アラームの利用などがある。環境調整では，集中できる環境作りや手順や行動のパターン化などがあげられる。

遂行機能障害のリハビリテーション

直接的訓練には，場面を設定しアイデアを次々と出す拡散的思考を要す流暢性訓練や，問題解決訓練 [3] がある。問題解決訓練は，複数段階の問題をよく分析し，取り組みやすいいくつかの工程に分け，それから正しい順序で実行し，結果を評価し，必要であれば修正を実施する練習を繰り返し行う。代償的訓練としては，自己教示法 [4] と目標管理訓練 [5] がある。自己教示法では，思考過程や実行手順を言語化することで，自己フィードバックと修正をしやすくする。目標管理訓練では，①行動を考える，②主目標を決める，③段階をリストアップする，④各段階を理解する，⑤結果を目標と比較する，の 5 つの段階を踏む。代理手段としては，スケジュール表の利用や，手順のマニュアル化などがある。また，環境調整では，必要な行動や手順を視覚的に呈示するなどがある。

解答

1 ①誤りなし学習(エラーレスラーニング)，②間隔伸張，③PQRST，④視覚イメージ，⑤メモリーノート
2 ⑥非特異的，⑦特異的，⑧Attention Process Training(APT)，⑨段階，⑩自己教示
3 ⑪工程，⑫評価，⑬修正，⑭思考，⑮実行，⑯行動，⑰主目標，⑱目標

1 認知症のリハビリテーションについて空欄を埋めなさい。

- 認知症への治療では，まず（　①　）療法によるアプローチが推奨されている。
- リアリティ・オリエンテーション（reality orientation：RO）は，日付や場所，人物などの（　②　）の改善による（　③　）の改善，精神的な安定を図る。
- （　④　）は，過去の思い出を肯定的に想起することにより（　⑤　）の回復などを図る。子どもの頃の思い出や結婚式，旅行などをテーマに，（　⑥　）やビデオなども用いて行われる。
- バリデーション療法は，認知症患者との（　⑦　）の基本的な態度を体系化したものである。（　⑧　）と（　⑨　）をもってかかわることを基本とし，信頼関係を形成しながら患者の（　⑤　）の回復を図る。

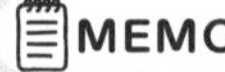

▶厚生労働省は，「認知症の人の意思が尊重され，できる限り住み慣れた地域のよい環境で自分らしく暮らし続けることができる社会を実現する」ために，2012年9月に「オレンジプラン（認知症施策推進5か年計画）」を策定した。2015年1月には，これを改め，「新オレンジプラン（認知症施策推進総合戦略）」を策定した。

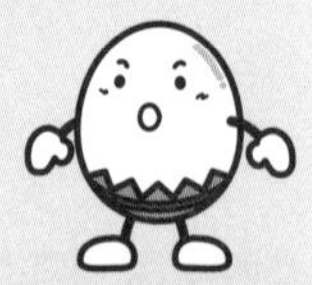

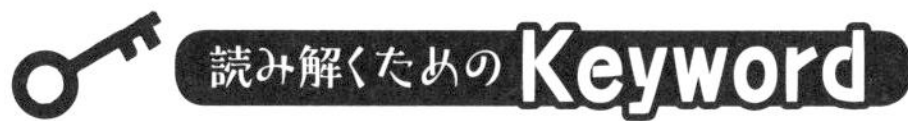

認知症のリハビリテーション

認知症への薬物療法以外の介入を非薬物療法とよぶ。まずは非薬物療法によるアプローチを行い，安易に薬物の使用を選択することは避けるよう推奨されている。非薬物療法の代表的なものには，リアリティ・オリエンテーション（reality orientation：RO），回想法，バリデーション療法などがあり，複数の方法が組み合わされて実施される。

認知症のリハビリテーションの方法

リアリティ・オリエンテーションは，見当識に対する直接的介入である。日付や場所，人物に対する反復訓練を行い，見当識障害の改善による認知機能の改善，精神的な安定を図る。

回想法は，過去の思い出を肯定的に想起することにより自尊心の回復，意欲の向上やコミュニケーション能力の向上を図る。これは，遠隔記憶が保たれやすいことを利用した方法である。子どもの頃の思い出や結婚式，旅行などをテーマに，写真やビデオなども用いて行われる。また，個人でもグループでも実施することができる。

バリデーション療法は，認知症患者への直接的な介入とは異なり，認知症患者とのコミュニケーションの基本的な態度を体系化したものである。尊敬と共感をもってかかわることを基本とし，信頼関係を形成しながら患者の自尊心の回復を図る。具体的には，センタリング，オープンクエスチョンなど 15 のテクニックが設定されていて，これらの言語的・非言語的コミュニケーションを認知症のレベルに応じて使用していく。

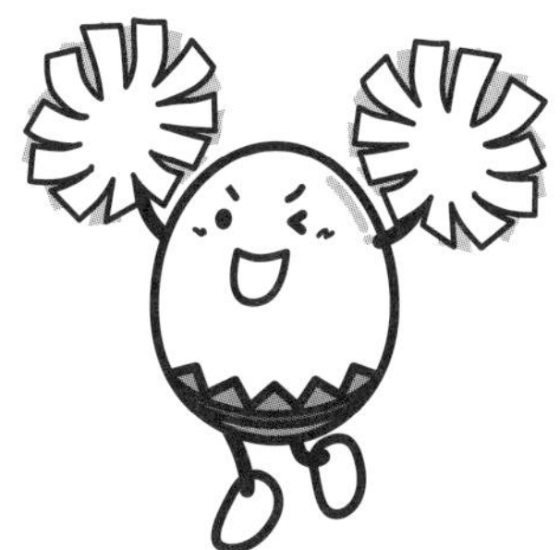

解答

1 ①非薬物，②見当識障害，③認知機能，④回想法，⑤自尊心，⑥写真，⑦コミュニケーション，⑧尊敬，⑨共感（⑧，⑨は順不同）

MEMO

第4章

高次脳機能障害の環境調整

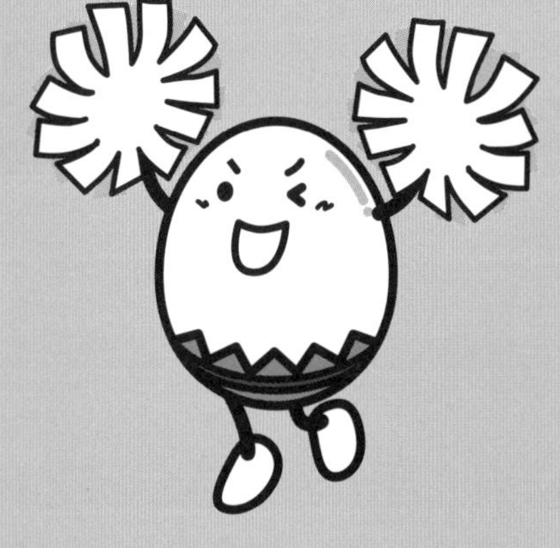

この章では，高次脳機能障害の方への環境調整について学びます。障害者手帳や障害者総合支援法による障害福祉サービスや就労支援といった社会参加への支援について整理しましょう。また，日本高次脳機能障害友の会についても整理してみましょう。

1 周囲へのアプローチと社会復帰

1 障害福祉サービスについて空欄を埋めなさい。

- 障害者手帳を取得することにより障害の種類や（　①　）に応じたさまざまな（　②　）を受けることができる。
- 高次脳機能障害は，（　③　）手帳の対象となり，（　④　）障害に該当する。ただし，（　⑤　）は言語機能の障害として（　⑥　）手帳の対象となる。
- （　⑦　）法は，障害者自立支援法を改正する形で 2013（平成 25）年 4 月に施行された。
- 障害者総合支援法によるサービスには，（　⑧　）と（　⑨　）がある。
- （　⑧　）は，日常生活に必要な支援を行う「（　⑩　）給付」，生活を営むために必要な支援を行う「（　⑪　）給付」などからなる。
- （　⑨　）には，（　⑫　）が行う相談支援事業である「高次脳機能障害及びその関連障害に対する（　⑬　）事業」がある。

2 高次脳機能障害及びその関連障害に対する支援普及事業について空欄を埋めなさい。

- 国は，2006（平成 18）年から（　⑭　）法〔2013（平成 25）年より（　⑮　）法〕における，（　⑯　）事業の一環として高次脳機能障害支援普及事業 2013（平成 25）年より高次脳機能障害及びその関連障害に対する支援普及事業）を開始した。
- これにより（　⑰　）が高次脳機能障害情報・支援センターとして位置付けられている。
- 各都道府県には，（　⑱　）機関が設置され，各機関には幅広い相談内容に対応する（　⑲　）が配置されている。

MEMO
▶国は，2001（平成 13）年度から 2005（平成 17）年度までの，5 か年計画で高次脳機能障害支援モデル事業を実施した。

3 高次脳機能障害に対する就労支援について空欄を埋めなさい。

- 高次脳機能障害で生活上にみられる，新しいことが覚えられないなどの症状は，（　⑳　）に影響することがある。そのため，（　㉑　）が連携し，（　㉒　）のある柔軟な介入や，（　㉓　）的な支援を実施する必要がある。
- 就労支援には「働くための準備」，「求職活動」，「（　㉔　）支援」，「（　㉕　）定着」の段階がある。
- 地域障害者職業センターで行われる障害者に対する専門的な職業リハビリテーションサービスには，職業評価，職業指導，（　㉖　）支援，職場適応援助者（（　㉗　））支援がある。

MEMO
▶小児，学齢期の高次脳機能障害では，復学支援や就学支援が必要となる。就労支援と同様に言語聴覚士が携わる場合がある。

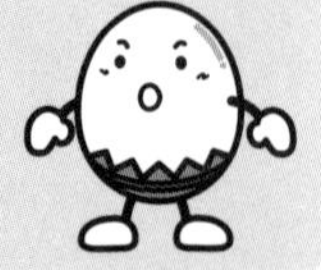

読み解くための Keyword

障害者手帳，障害者総合支援法

障害者手帳とは，障害のある人が取得することができる手帳の総称で，取得することにより障害の種類や程度に応じたさまざまな福祉サービスを受けることができる。高次脳機能障害は「器質性精神障害」に該当することから，精神障害者保健福祉手帳の対象となる。なお，2 年ごとの更新が必要である。また，身体障害などを合併する場合には，別に身体障害者手帳が取得できる。ただし，失語症は言語機能の障害として身体障害者手帳の対象となる。

障害者総合支援法は，正式名称を「障害者の日常生活及び社会生活を総合的に支援するための法律」といい，障害者自立支援法を改正する形で 2013（平成 25）年 4 月に施行された。障害者総合支援法によるサービスには，「自立支援給付」と「地域生活支援事業」がある。自立支援給付は，日常生活に必要な支援を行うサービスである「介護給付」，生活を営むために必要な訓練等の支援を行う「訓練等給付」などからなる。地域生活支援事業には，「移動支援」や「日常生活用具の支給」など市町村が行う事業や，都道府県の事業として専門性が高い相談支援事業である「高次脳機能障害及びその関連障害に対する支援普及事業」がある。

高次脳機能障害及びその関連障害に対する支援普及事業

2001（平成 13）年から 5 か年計画で実施された高次脳機能障害支援モデル事業の終了後，2006（平成 18）年から国は障害者自立支援法〔2013（平成 25）年より障害者総合支援法〕の制定により地域支援事業の一環として高次脳機能障害支援普及事業〔2013（平成 25）年より高次脳機能障害及びその関連障害に対する支援普及事業〕を開始した[1]。これは，都道府県に支援の拠点となる機関をおいて，高次脳機能障害者に対する専門的な相談支援，関係機関との支援ネットワークの充実，高次脳機能障害の正しい理解を促進するための普及・啓発事業，高次脳機能障害者の支援手法等に関する研修等を行い，高次脳機能障害者に対する支援体制の確立を図ることを目的としている。国立障害者リハビリテーションセンターが高次脳機能障害情報・支援センターとして位置付けられ，2010（平成 22）年にはすべての都道府県に支援拠点機関が設置されている。また，支援拠点機関には，高次脳機能障害支援コーディネーターが配置され，高次脳機能障害診断やリハビリテーションに関する情報提供，自賠責保険の請求，年金申請などの相談に幅広く対応している[2]。

高次脳機能障害に対する就労支援

就労とその継続は本人，家族が最も望む社会参加のあり方とされる[3]。高次脳機能障害で生活上にみられる症状，新しいことが覚えられない，集中力がない，同時に複数の作業をすると混乱する，臨機応変に対応できない，などは就労に影響することがある。必要に応じて多職種が連携して，個別性のある柔軟な介入，長期的な切れ目のない支援が必要である[4]。就労支援には「働くための準備」，「求職活動」，「復職支援」，「職場定着」の段階がある[5]。障害者の就労支援は，①ハローワーク，②地域障害者職業センター，③障害者就業・生活支援センター，④障害者職業能力開発校，そして障害者総合支援法にて全国の地域福祉資源として展開されている⑤就労移行支援事業所，⑥就労継続支援事業所（A型・B型），といった複数の機関が連携して行っている[4]。②地域障害者職業センターは，障害者手帳の有無にかかわらず，障害者に対する専門的な職業リハビリテーションサービス〔職業評価，職業指導，職業準備支援，職場適応援助者（ジョブコーチ）支援〕，事業主に対する障害者の雇用管理に関する相談・援助，地域の関係機関に対する助言・援助を実施している。

解答

1 ①程度，②福祉サービス，③精神障害者保健福祉，④器質性精神，⑤失語症，⑥身体障害者，⑦障害者総合支援，⑧自立支援給付，⑨地域生活支援事業，⑩介護，⑪訓練等，⑫都道府県，⑬支援普及

2 ⑭障害者自立支援，⑮障害者総合支援，⑯地域支援，⑰国立障害者リハビリテーションセンター，⑱支援拠点，⑲高次脳機能障害支援コーディネーター

3 ⑳就労，㉑多職種，㉒個別性，㉓長期，㉔復職，㉕職場，㉖職業準備，㉗ジョブコーチ

2 特定非営利活動法人日本高次脳機能障害友の会

1 特定非営利活動法人日本高次脳機能障害友の会について空欄を埋めなさい。

- 2000（平成 12）年に 3 つの脳外傷友の会の連合体として（　①　）が設立され，2018 年に特定非営利活動法人日本高次脳機能障害友の会へと改名された。
- 特定非営利活動法人日本高次脳機能障害友の会の目的としては，「交通事故などによって（　②　）に損傷を負い，後遺症として（　③　）を持った者及びその家族並びに高次脳機能障害者と家族が参加している支援団体等に対し，それぞれの障害についての（　④　）の普及と（　⑤　）を行い，障害者本人の（　⑥　），社会参加の促進を図り，一方，一般世間が脳障害に対し理解を深めることによって高次脳機能障害者とその家族が安心して（　⑦　）を営める環境を築くことに寄与し，もって保険，医療又は福祉の増進を図る活動，社会教育の推進を図る活動，人権の擁護又は平和の推進を図る活動，職業能力の開発又は雇用機会の拡充を支援する活動，前各号に掲げる活動を行う団体の運営又は活動に関する連絡，助言又は援助の活動に寄与すること」とされている。

MEMO

▶高次脳機能障害など同じ状況にある人たちが，自主的に集まり，悩みを相談したり，情報の交換をしたりするグループをセルフヘルプ・グループという。

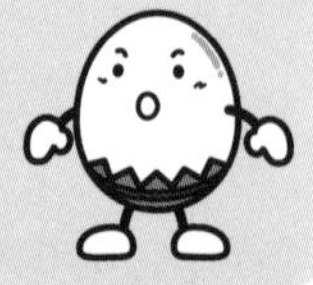

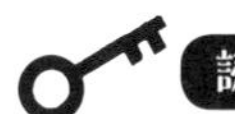

読み解くためのKeyword

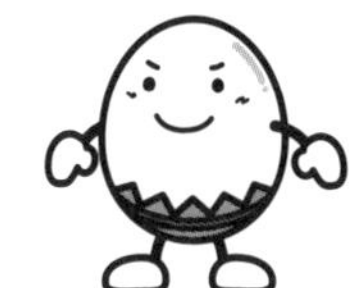

特定非営利活動法人日本高次脳機能障害友の会の歴史と目的

1998（平成 10）年に全国で初めての脳外傷シンポジウムが開催され，2000（平成 12）年 4 月には 3 つの任意団体の連合で「日本脳外傷友の会」が発足した。2006 年に NPO 法人となり，2018（平成 30）年には「特定非営利活動法人日本高次脳機能障害友の会」へと名称が変更された。毎年各地で全国大会を開催しており，2018（平成 30）年までに 18 回実施されている。この会の目的は，「交通事故などによって脳に損傷を負い，後遺症として高次脳機能障害を持った者及びその家族並びに高次脳機能障害者と家族が参加している支援団体等に対し，それぞれの障害についての正しい知識の普及と情報の提供を行い，障害者本人の社会復帰，社会参加の促進を図り，一方，一般世間が脳障害に対し理解を深めることによって高次脳機能障害者とその家族が安心して社会生活を営める環境を築くことに寄与し，もって保険，医療又は福祉の増進を図る活動，社会教育の推進を図る活動，人権の擁護又は平和の推進を図る活動，職業能力の開発又は雇用機会の拡充を支援する活動，前各号に掲げる活動を行う団体の運営又は活動に関する連絡，助言又は援助の活動に寄与すること」とされている。

特定非営利活動法人日本高次脳機能障害友の会の事業内容

2018（平成 30）年 12 月現在の登録団体の数は，正会員 19 団体，準会員 40 団体である。事業内容は，①高次脳機能障害について正しい知識と情報を収集，提供する事業，②高次脳機能障害について社会の理解を深めるための事業，③高次脳機能障害について行政の理解を求めるための事業，④高次脳機能障害者及び家族のための相談，調査，支援事業，⑤高次脳機能障害者と家族の支援団体に対する運営又は活動に関する連絡，助言又は援助のための事業，⑥その他，とされている。具体的な活動の内容としては，相談対応，相互の親睦，交流，情報の発信，行政への交渉，作業所などの自主運営，就労援助などがある。

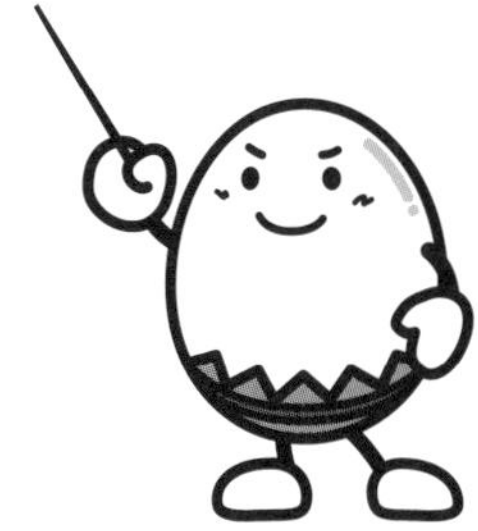

解答

1 ①日本脳外傷友の会，②脳，③高次脳機能障害，④正しい知識，⑤情報の提供，⑥社会復帰，⑦社会生活

文献

●引用文献●

第１章　高次脳機能障害の歴史

1　神経心理学の歴史

1）小嶋知幸：失語症の源流を訪ねて　言語聴覚士のカルテから．金原出版，2-5，2014

第２章　高次脳機能障害の基礎

1　高次脳機能障害の定義

1）厚生労働省社会・援護局障害保健福祉部，他：高次脳機能障害者支援の手引き．改訂第２版，2，2008
2）高次脳機能障害全国実態調査委員会：高次脳機能障害全国実態調査報告．高次脳機能研 36：492-502，2016

3　高次脳機能障害の症状—①失行（1）

1）Liepmann H：Apraxie．Erg Gesamt Med 1：516-543，1920

3　高次脳機能障害の症状—④失認（1）

1）鈴木匡子：失認症．高次脳機能研 29：216-221，2009

3　高次脳機能障害の症状—⑤失認（2）

1）Lissauer H：Ein Fall von Seelenblindheit nebst einem Beitrage zur Theorie derselben．Arch Psychiatr Nervenkr 21：222-270，1890（波多野和夫，濱中淑彦：訳と解説．精神医学 24：93-106，319-325，433-444，1982）

3　高次脳機能障害の症状—⑥失認（3）

1）高橋伸佳：視覚性認知障害の病態生理．神心理 9：23-29，1993

3　高次脳機能障害の症状—⑦失認（4）

1）加我君孝，他：中枢性聴覚障害の画像と診断　聴覚失認—音声・音楽・環境音の認知障害—．高次脳機能研 28：224-230，2008

3　高次脳機能障害の症状—⑨視空間障害

1）Heilman KM，et al.：Neglect and related disorders．In：Heilman KM，et al.（eds.），Clinical neuropsychology．Oxford Univ Pr, New York，279-336，1993
2）石合純夫：第５章　無視症候群・外界と身体の処理に関わる空間性障害　F　構成障害．高次脳機能障害学．第２版，185-188，医歯薬出版，2012

3　高次脳機能障害の症状—⑩記憶障害（1）

1）山鳥　重：第１章　記憶の現象学．記憶の神経心理学．医学書院，4，2002
2）藤井俊勝：記憶とその障害．高次脳機能研 30：19-24，2010
3）Baddeley A：The episodic buffer：a new component of working memory?．Trends Cogn Sci 4：417-423，2000.

3　高次脳機能障害の症状—⑪記憶障害（2）

1）山鳥　重：第２章　生活記憶の障害．記憶の神経心理学．医学書院，53-56，2002

3　高次脳機能障害の症状―⑫注意障害

1） 豊倉　穣：注意障害の臨床．高次脳機能研 28：320 - 328，2008

3　高次脳機能障害の症状―⑬遂行機能障害

1） 福井俊哉：遂行（実行）機能をめぐって．認知神科学 12：156 - 164，2010
2） Lezak, MD：遂行機能と運動行為．鹿島晴雄総監修，三村　將，他（監訳）：レザック神経心理学的検査集成．創造出版，375 - 394，2005
3） 種村　純：遂行機能の臨床．高次脳機能研 28：312 - 319，2008

3　高次脳機能障害の症状―⑭社会的行動障害

1） 村井俊哉：社会的行動障害の症候学．高次脳機能 29：18 - 25，2009
2） 厚生労働省社会・援護局障害保健福祉部　国立障害者リハビリテーションセンター（編）：高次脳機能障害者支援の手引き．改訂第 2 版，4 - 5，2008

3　高次脳機能障害の症状―⑮半球離断症候群

1） 大槻美佳：脳梁および近傍領域損傷による高次脳機能障害．脳外誌 18：179 - 186，2009

3　高次脳機能障害の症状―⑯認知症（1）

1） 日本神経学会（監），「認知症疾患診療ガイドライン」作成委員会（編）：総論　第 1 章　認知症全般：疫学，定義，用語　CQ 1 - 4　認知症と区別すべき病態にはどのようなものがあるか．認知症疾患診療ガイドライン 2017．医学書院，8 - 9，2017
2） 山口晴保：BPSDの定義，その症状と発症要因．認知症ケア研究誌 2：1 - 16，2018

3　高次脳機能障害の症状―⑰認知症（2）

1） Gorno-Tempini ML，et al.：Classification of primary progressive aphasia and its variants. Neurology 76：1006 - 1014，2011

第 3 章　高次脳機能障害の臨床

1　高次脳機能障害の評価―③標準注意検査法ほか

1） 鹿島晴雄：前頭葉機能検査―障害の形式と評価法―．神経進歩 37：93 - 110，1993

1　高次脳機能障害の評価―④前頭葉機能検査ほか

1） Stroop JR.：Studies of interference in serial verbal reactions. J Exp Psychol 18：643 - 662，1935

2　高次脳機能障害の訓練―①認知リハビリテーション

1） Cicerone KD，et al.：Cognitive Rehabilitation for Traumatic Brain Injury and Stroke：Updated Review of the Literature from 1998 through 2002. Report of the Cognitive Rehabilitation Task Force, Brain Injury-Interdisciplinary Special Interest Group, American Congress Rehabilitation Medicine．2002
2） 先崎　章，他：高次脳機能障害に対する認知リハビリテーション．精神認知と OT 2：189 - 195，2005
3） 杉山あや，他：第 15 章　認知リハビリテーション．藤田郁代，他（編）：標準言語聴覚障害学　高次脳機能障害学．医学書院，218 - 234，2009

文　献

2　高次脳機能障害の訓練―②失行，失認，視空間障害のリハビリテーション

1）Buxbaum LJ，et al.：Treatment of Limb Apraxia：Moving Forward to Improved Action. Am J Phys Med Rehabil 87：149-161，2008
2）Rossetti Y，et al.：Prism Adaptation to a Rightward Optical Deviation Rehabilitates Left Hemispatial Neglect. Nature 395：166-169，1998

2　高次脳機能障害の訓練―③記憶障害，注意障害，遂行機能障害のリハビリテーション

1）豊倉　穣，他：注意障害に対するAttention process trainingの紹介とその有用性．リハ医 29：153-158，1992
2）本田哲三（編）：高次脳機能障害のリハビリテーション実践的アプローチ．第3版，医学書院，86-87，2016
3）von Cramon DY，et al.：Problem-solving deficits in brain-injured patients：A therapeutic approach. Neuropsychol Rehabil 1：45-64，1991
4）Cicerone KD，et al.：Planning disorder after closed head injury：a case study. Arch Phys Med Rehabil 68：111-115，1987
5）Levines B，et al.：Rehabilitation of Executive Functioning：An Experimental-Clinical Validation of Goal Management Training. J Int Neuropsychol Soc 6：299-312，2000

第4章　高次脳機能障害の環境調整

1　周囲へのアプローチと社会復帰

1）中島八十一：日本における高次脳機能障害者支援システムの構築．高次脳機能研 31：1-7，2011
2）白山靖彦：高次脳機能障害者に対する相談支援体制の概況報告．高次脳機能研 32：609-613，2012
3）先崎　章：就労支援に向けて．高次脳機能障害　精神医学・心理学的対応ポケットマニュアル．医歯薬出版，107-117，2009
4）先崎　章：高次脳機能障害者の就労支援：外傷性脳損傷者を中心に（特集 就労支援：最近の知見と展望）．リハ医 54：270-273，2017
5）田川恭子：高次脳機能障害者に対する就労支援の進め方．Journal of Clinical Rehabilitation 23：1052-1058，2014

●参考文献●

・武田克彦，他：高次脳機能障害　その評価とリハビリテーション．第2版，中外医学社，2016
・廣實真弓，他：Q&Aでひも解く高次脳機能障害．医歯薬出版，2013
・藤田郁代，他（編）：標準言語聴覚障害学　高次脳機能障害学．第2版，医学書院，2015
・中島八十一，他（編）：高次脳機能障害ハンドブック　診断・評価から自立支援まで．医学書院，2006
・長谷川賢一（編著）：言語聴覚療法シリーズ3　高次脳機能障害．建帛社，2001
・鹿島晴雄，他（編）：よくわかる失語症と高次脳機能障害．永井書店，2003
・鹿島晴雄，他（編）：よくわかる失語症セラピーと認知リハビリテーション．永井書店，2008
・山鳥　重：神経心理学入門．医学書院，1985
・鈴木孝治，他（編）：高次脳機能障害マエストロシリーズ（4）リハビリテーション介入．医歯薬出版，2006
・平山和美（編著）：高次脳機能障害の理解と診察．中外医学社，2017
・石合純夫：高次脳機能障害学．第2版，医歯薬出版，2012
・山鳥　重，他（編）：高次脳機能障害マエストロシリーズ（1）基礎知識のエッセンス．医歯薬出版，2007
・江藤文夫，他（編）：「CLINICAL REHABILITATION」別冊高次脳機能障害のリハビリテーション Ver. 2. 医歯薬出版，2004

・ 田川皓一（編）：神経心理学評価ハンドブック．西村書店，2004
・ 原　寛美（監）：高次脳機能障害ポケットマニュアル．医歯薬出版，2005
・ 鹿島晴雄，他：認知リハビリテーション．医学書院，1999
・ 大東祥孝：神経心理学の歴史と方法．高次脳機能研 22：215 - 220，2002
・ 平山和美：後頭葉損傷による神経心理学的症候．神心理 31：169 - 182，2015
・ 永井知代子：頭頂葉損傷による神経心理学的症候：頭頂葉症候の診かた―こんな依頼がきたらどうするか―．神心理 31：160 - 168，2015
・ 大槻美佳：側頭葉損傷による神経心理学的症候．神心理 31：126 - 135 , 2015
・ 船山道隆：前頭葉損傷による神経心理学的症候．神心理 31；116 - 125 , 2015
・ 大橋正洋：一般用語になりつつある高次脳機能障害．失語症研 22：194 - 199，2002
・ 中島八十一：高次脳機能障害支援モデル事業について．高次脳機能研 26：263 - 273，2006
・ 中川賀嗣：失行症―「みること」「さわること」とのかかわりへ―．高次脳機能研 29：206 - 215，2009
・ 中川賀嗣：臨床失行症学．高次脳機能研 30：10 - 18，2010
・ 太田久晶：視覚失認―3 つのタイプによる症状区分とそれぞれの責任領域について―．高次脳機能研 30：271 - 276，2010
・ 鈴木美代子，他：左大脳半球損傷により身体パラフレニアを呈した一例．失語症研 20：4 - 10，2000
・ 能登真一：半側身体失認と関連症状．神心理 27：297 - 303，2011
・ 西尾慶之，他：間脳性健忘．高次脳機能研 31：294 - 300，2011
・ 渡邉　修：前頭葉障害のリハビリテーション．認知神経科学 11：78 - 86，2009
・ 村井俊哉：情動・社会的認知とその障害．コミュニケーション障害学 22：190 - 194，2005
・ 村井俊哉：社会的行動障害の症候学．高次脳機能研 29：18 - 25，2009
・ 杉下守弘：認知機能評価バッテリー．日老医誌 48：431 - 438，2011
・ 種村留美：失行症のリハビリテーション―エラー特性に応じた介入―．神経心理学 28：182 - 188，2012
・ 綿森淑子，他：記憶障害のリハビリテーション―その具体的方法―．リハ医 42：313 - 319，2005
・ 原　寛美：遂行機能障害に対する認知リハビリテーション．高次脳機能研 32：185 - 193，2012
・ 種村　純：社会的行動障害に対するリハビリテーションの体系とわが国の現状．高次脳機能研 29：34 - 39，2009
・ 岡村陽子，他：社会的行動障害の改善を目的とした SST グループ訓練．高次脳機能研 30：67 - 76，2010
・ 白山靖彦，他：高次脳機能障害者を支える法制度（社会的支援）．リハ医 54：710 - 716，2017

採点表

	1回目	2回目	3回目
第1章　高次脳機能障害の歴史			
1　神経心理学の歴史	／19	／19	／19
2　日本における高次脳機能障害の経緯	／10	／10	／10
第2章　高次脳機能障害の基礎			
1　高次脳機能障害の定義	／13	／13	／13
2　高次脳機能障害にかかわる解剖と生理			
①脳の構造	／19	／19	／19
②脳の機能（1）	／22	／22	／22
③脳の機能（2）	／12	／12	／12
3　高次脳機能障害の症状			
①失行（1）	／22	／22	／22
②失行（2）	／7	／7	／7
③失行以外の高次運動障害	／19	／19	／19
④失認（1）	／8	／8	／8
⑤失認（2）	／28	／28	／28
⑥失認（3）	／10	／10	／10
⑦失認（4）	／12	／12	／12
⑧失認（5）	／20	／20	／20
⑨視空間障害	／29	／29	／29
⑩記憶障害（1）	／19	／19	／19
⑪記憶障害（2）	／15	／15	／15
⑫注意障害	／9	／9	／9
⑬遂行機能障害	／17	／17	／17
⑭社会的行動障害	／14	／14	／14
⑮半球離断症候群	／6	／6	／6
⑯認知症（1）	／22	／22	／22
⑰認知症（2）	／10	／10	／10
第3章　高次脳機能障害の臨床			
1　高次脳機能障害の評価			
①標準高次動作性検査ほか	／18	／18	／18
②日本版ウェクスラー記憶検査ほか	／17	／17	／17
③標準注意検査法ほか	／19	／19	／19
④前頭葉機能検査ほか	／15	／15	／15
⑤改訂長谷川式簡易知能評価スケールほか	／17	／17	／17
⑥コース立方体組み合わせテストほか	／13	／13	／13
2　高次脳機能障害の訓練			
①認知リハビリテーション	／17	／17	／17
②失行，失認，視空間障害のリハビリテーション	／16	／16	／16
③記憶障害，注意障害，遂行機能障害のリハビリテーション	／18	／18	／18
④認知症のリハビリテーション	／9	／9	／9
第4章　高次脳機能障害の環境調整			
1　周囲へのアプローチと社会復帰	／27	／27	／27
2　特定非営利活動法人日本高次脳機能障害友の会	／7	／7	／7
合　計	／555	／555	／555

高次脳機能障害についての学習内容は幅広いため，繰り返し問題を解くことで知識の定着を図りましょう。また，自分自身の得意な項目や苦手な項目，学習の到達度を把握して，効率のよい学習につなげてください。

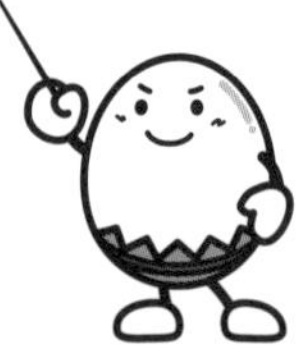

索　引

和　文

欧　文

授業・実習・国試に役立つ
言語聴覚士ドリルプラス　高次脳機能障害　ISBN978-4-7878-2475-2

2020年12月14日　初版第1刷発行

編集者　大塚裕一
著　者　金井孝典
発行者　藤実彰一
発行所　株式会社　診断と治療社
〒100-0014　東京都千代田区永田町 2-14-2　山王グランドビル4階
TEL：03-3580-2750（編集）　03-3580-2770（営業）
FAX：03-3580-2776
E-mail：hen@shindan.co.jp（編集）
eigyobu@shindan.co.jp（営業）
URL：http://www.shindan.co.jp/
表紙デザイン　長谷川真由美（株式会社サンポスト）
本文イラスト　小牧良次（イオジン），長谷川真由美（株式会社サンポスト）
印刷・製本　広研印刷株式会社